中国微生物健康产业
发展研究

马爱进 等　编著

中国轻工业出版社

图书在版编目（CIP）数据

中国微生物健康产业发展研究/马爱进等编著. —北京：中国轻工业出版社，2022.9
ISBN 978-7-5184-3889-1

Ⅰ.①中… Ⅱ.①马… Ⅲ.①微生物—医疗保健事业—研究—中国 Ⅳ.①R199.2

中国版本图书馆 CIP 数据核字（2022）第 030759 号

责任编辑：马 妍 潘博闻
策划编辑：马 妍 责任终审：李建华 封面设计：锋尚设计
版式设计：砚祥志远 责任校对：朱燕春 责任监印：张 可

出版发行：中国轻工业出版社（北京东长安街 6 号，邮编：100740）
印 刷：三河市万龙印装有限公司
经 销：各地新华书店
版 次：2022 年 9 月第 1 版第 1 次印刷
开 本：787×1092 1/16 印张：10.5
字 数：248 千字
书 号：ISBN 978-7-5184-3889-1 定价：168.00 元
邮购电话：010-65241695
发行电话：010-85119835 传真：85113293
网 址：http://www.chlip.com.cn
Email：club@chlip.com.cn
如发现图书残缺请与我社邮购联系调换
201435K1X101ZBW

序

微生物是地球上最庞大的生物资源，已成为新一轮科技革命的战略前沿领域，作为新的科技革命“推进器”正在悄然拓展和创新功能，进而为国民经济持续健康发展提供持久而强劲的动力。微生物的应用涉及农业、食品、药品、环境等领域，对解决人类社会发展中面临的人口激增、耕地锐减、环境恶化、粮食短缺等问题的重要作用和重大意义日益凸显，成为大健康产业的重要组成部分。微生物健康产业主要包括食用菌、益生菌、螺旋藻等领域，在保障消费者健康，促进社会和经济发展中发挥着重要作用。

党中央、国务院高度重视健康产业发展。2017 年 10 月 18 日，习近平总书记在党的十九大报告中指出，实施健康中国战略，要完善国民健康政策，为人民群众提供全方位全周期健康服务。2016 年 10 月，中共中央、国务院印发的《“健康中国 2030”规划纲要》提出，未来要建立起体系完整、结构优化的健康产业体系，形成一批具有较强创新能力和国际竞争力的大型企业，成为国民经济支柱性产业。随着组学、合成生物学等交叉技术融合发展，微生物健康产业进入了从蓄势待发到群体迸发的关键时期，在促进传统产业转型升级和新技术、新产品、新业态、新模式的发展中将发挥重要的作用，为稳增长、促改革、调结构、惠民生、防风险等方面提供强有力的支撑。

在健康中国重大战略实施的关键历史时期，发展微生物健康产业将在区域科技创新发展、产业高质量发展、高效利用各类资源、更好地保障和改善民生等方面发挥重要的作用。作者团队从微生物健康产业竞争、技术发展趋势等角度阐述了世界微生物健康产业发展态势，结合我国微生物健康产业发展基础，通过态势分析法分析了我国微生物健康产业发展的优势、劣势、机遇和威胁，在资源、技术、政策等方面提出了对策与建议，对于促进我国微生物健康产业发展具有重要指导作用。

2022 年 3 月

前　言

约35亿年前，地球上就出现了细菌。在与人类和动植物长期的共进化过程中，彼此相互依存，相得益彰。进入21世纪，随着人类对经济社会可持续发展的新认识，微生物在地球生态系统中的作用以及与人类健康、环境、能源、农业等持续发展的关系越来越受到重视，在大健康产业发展中作用也日益凸显。

大健康产业是与人类身心健康紧密相关的生产和服务领域的新兴产业，已成为全球最大的新兴产业和全球的“财富第五波”。大健康产业涉及医药产品、保健品、食品、医疗器械、休闲健身、运动康复、健康管理、健康咨询、养老服务、医疗服务等领域的制造和服务活动。在世界范围内，大健康产业的产值年增长率为25%~30%，约为世界GDP增长率的10倍。作为可以调节人群身体机能，改善健康状况的微生物健康产品，必将成为拉动大健康产业发展、推进健康中国建设的主力军。

微生物健康产业是国民经济的重要组成部分，经过十几年的发展，我国微生物健康产业总体规模和水平得到了大幅提升，以益生菌、食用菌、微藻类等为支柱的微生物健康产业取得了长足的发展，综合实力不断增强的成绩。《中共中央关于制定国民经济和社会发展第十四个五年规划和二〇三五年远景目标的建议》中提出全面推进健康中国建设，加快发展健康产业的实施，微生物健康产业将在保障消费者健康和促进经济发展方面发挥更大的作用。

本书作者团队主要从事微生物、酶与蛋白质等教学科研工作，致力于微生物资源挖掘及应用、蛋白质及酶作用机制及调控、微生物代谢机理、蛋白质及多肽和酶开发等基础与应用研究。本书对作者多年从事微生物健康产业研究工作取得的成果、国内外最新研究成果和应用文献等资料进行了系统收集和整理，为更清晰、系统地认识微生物健康产业。具体编写分工如下：第一章由北京工商大学马爱进、陈洲，河北农业大学田益玲，北京联合大学闫文杰编写；第二章由北京工商大学孙金沅、马爱进、李思霆编写；第三章由田益玲、陈洲、闫文杰编写；第四章由马爱进、孙金沅编写。第一章和第二章对微生物健康产业科技和产业发展历程、整体发展态势进行了系统分析；第三章对益生菌、食用菌、微藻类等细分的微生物健康产业进行详细梳理；第四章结合我国微生物健康产业发展基础，运用SWOT法分析了我国微生物健康产业发展的优势、劣势、机遇和威胁，并从战略布局角度从资源、技术、政策等方面提出了对策与建议，希望对我国微生物健康产业发展有所裨益。本书可作为从事微生物健康产业领域的科研院所、大学、企业等研究和生产人员以及从事微生物健康产业的管理人员的参考用书。

孙宝国院士对本书的出版给予了指导和帮助，并在百忙之中为本书作序，借书稿出版之际，谨表衷心的感谢和崇高的敬意。

由于作者水平有限，开展的研究深度和广度以及收集的资料不尽完善，书中存在错漏或不足之处，恳请专家学者批评指正。

感谢中国工程院咨询研究项目的资助。

编者

2022 年 3 月

目录CONTENTS

第一章　微生物健康产业的科技发展历程

第二章　微生物健康产业的整体发展态势

第三章 微生物健康产业的细分产业发展

第四章 我国微生物健康产业发展分析

1

第一章　微生物健康产业的科技发展历程

在健康产业发展过程中，各国非常重视该领域的研究和开发，并结合本国优势形成了各具特色的产业发展模式。从世界科技和产业发展历程来看，每一次技术革命都会推动相关的产业革命。目前，全球正面临第四次工业革命，而在未来学科交叉融合的科技革命将引领新的产业革命。

第一节　微生物健康产业的科技发展历程

科技创新是推动微生物健康发展的重要力量，三次工业革命不仅催生新的微生物健康产业形态和商业模式，而且大大降低微生物健康产业生产成本、提升产品质量和生产效率。总而言之，微生物健康产业发展史就是一部伴随科技进步的历史。

一、国际益生菌科技发展历程

（一）益生菌制剂在健康领域的发展历程

起初，人们重点研究益生菌制剂的抗感染功能。随后，人们发现含有益生菌的酸乳具有延年益寿的功效开始，益生菌的保健功能逐渐成为微生态制剂的研究热点。20世纪50年代后，益生菌更多的活性功能被揭示出来。例如，1962年，Bogdanov首次报道德氏乳杆菌保加利亚亚种的抗肿瘤功效；1977年，德国科学家发现肠道乳杆菌具有降胆固醇的作用。随后，质谱和基因测序技术的发展推动了益生菌功效机理的逐步解析，它们逐步被证实能在生物体消化道的不同部位聚集，并对该部位相应的疾病治疗产生积极作用，如微生态制剂与龋齿、牙周病、食道癌、胃癌、营养不良、炎症性肠病、皮肤疾病以及精神疾病等的治疗紧密联系。

2008年，“人类第二基因组计划”正式启动，聚焦于测定和分析人体内共生微生物的信息。该计划的启动，为微生态制剂干预肠道菌群相关研究做好了铺垫，为深入研究人类疾病原理以及药物作用机理开辟了广阔前景。随后，欧美等发达国家又将现代分子生物学技术和微生物检测技术结合并运用在微生态制剂相关的科学研究当中，并且为此设立了多项重大国际科研项目。据美国国立卫生研究院的报道，自2010年到2019年微生态制剂当中涉及益生菌的科研项目的数量及资助总金额逐年上涨，截至2019年其资助总额已超过1亿美元（表1-1和表1-2）。

表1-1　　美国国立卫生研究院公布的微生态制剂相关科研项目信息表

申请年份/年	课题数量/个	资助金额/美元	子课题数量/个	子课题资助金额/美元
2010	109	42563115	3	799380
2011	99	37223068	5	854178
2012	107	44187524	2	838606
2013	117	42492155	3	1264781
2014	131	50266655	4	1486577
2015	149	53371853	11	3590339

续表

申请年份/年	课题数量/个	资助金额/美元	子课题数量/个	子课题资助金额/美元
2016	176	65490975	22	6245160
2017	209	78614708	28	8675729
2018	230	91576379	32	9911665
2019	238	100958465	37	13004144
总计	1565	606744897	147	46670559

表 1-2　美国国立卫生研究院公布部分益生菌类微生物健康领域相关课题信息

课题名称	项目编号	负责人	单位名称	申请年份/年	资助金额/美元
作为抗菌剂和益生元的低聚糖	1R01HD065122-01A1	CHEN, XI	加州大学戴维斯分校	2010	436114
食物过敏的益生菌疗法	1R21AI088626-01	MAZMANIAN, SARKIS K	加州理工学院	2010	283500
新生儿的微生物群与坏死性小肠结肠炎	5UH3AI083265-03	TARR, PHILLIP I	华盛顿大学	2011	2621807
益生菌的增强流感疫苗免疫原性	1AT002952-02	HIBBERD, PATRICIA L	马萨诸塞州总医院	2011	1220717
酒精性肝炎的新疗法	1AA021893-01	MCCULLOUGH, ARTHUR JOSEPH	克利夫兰诊所	2012	1122111
隐匿性肠道细菌代谢产物调节结直肠癌的形成	1DP2CA186575-01	CRAWFORD, JASON MICHAEL	耶鲁大学	2013	2497500
牛奶谷氨酸对益生菌双歧杆菌的激活作用	1R01AT008759-01	MILLS, DAVID ANDREW	加州大学戴维斯分校	2014	856424
微生物组与代谢性疾病的交互作用	1R01DK108259-01	REY, FEDERICO E.	威斯康星大学麦迪逊分校	2015	445069
营养在酒精性器官损伤发展中的作用	1P50AA024337-01	MCCLAIN, CRAIG J.	路易斯威尔大学	2016	1532506
治疗肠道感染和炎症的益生菌设计	1R01DK113599-01	LESSER, CAMMIE	马萨诸塞州总医院	2016	787620
治疗 *nec* 的可调天然益生菌制剂	1R01GM123482-01	BESNER, GAIL E	全国儿童医院研究所	2017	422450
工程益生菌对肠道微生物组的可调治疗	1R01AT009741-01	DANTAS, GAUTAM	华盛顿大学	2018	705449
补充植物乳杆菌 299v 对内皮功能和全身炎症的影响	1R01HL144098-01A1	WIDLANSKY, MICHAEL E	美国威斯康辛医学院	2019	724304

续表

课题名称	项目编号	负责人	单位名称	申请年份/年	资助金额/美元
补充成人1型糖尿病的 *Lactobacillus johnsonii* n6.2的安全性、耐受性和免疫应答的评价	1DK121130-01A1	LORCA, GRACIELA L	佛罗里达大学	2019	638858

随着科学界对微生态制剂尤其是益生菌等研究的深入，科学家和工业研究者们逐步解读出了益生菌等的应用功能与范围。在美国，科学家们尤其注重研究益生菌与人体健康之间的联系，并且在医学领域中给予与微生态制剂相关的疾病预防和诊治等方面大力资助，首先是微生态制剂对婴幼儿时期疾病诊治和代谢疾病治疗等方面，婴幼儿阶段是微生态建立的关键时期，会受包括母乳成分在内的多种因素的影响，譬如获批项目——The Neonatal Microbiome and Necrotizing Enterocolitis，美国投入超过260万美元的经费，专项研究新生儿肠道微生物组与肠炎之间的联系。再者，由于高脂饮食和酗酒导致的代谢疾病已经成为人类健康的一大杀手，通过微生态制剂靶向干预肠道菌群进而改善代谢，这种以肠道菌群作为靶点的精准治疗也逐渐受到国际重视。随着人类基因组计划和元基因组计划的实施，科学界已经证实肠道菌群和众多疾病间存在密不可分的联系；人体内的微生态俨然已经被认为是人体内的一大器官。早在2011年，美国医学界就提出“精准医学”的概念，到2015年，奥巴马又在美国国情咨文中正式提出“精准医学计划”，直接拨付超过2亿美元的经费资助该项目；2016年，他们又提出“国家微生物组计划”，借助科技平台，联合公众传扬微生物制剂的社会影响力。此外，其他国家微生物组计划还包括欧盟MetaHIT计划（人体肠道宏基因组计划）、MetaGenoPolis（MGP）计划以及中国科学院微生物组计划等。但目前来看，微生态制剂相关研究已经成为疾病健康研究的高端领域，其研究成果不仅关乎人类健康领域的科研新发现，更关乎国家的科研实力。

（二）益生元制剂在健康领域的发展历程

益生元是一种非活性的食物成分，摄入人体后可以转移到结肠当中。益生元可作为微生物发酵的选择性营养源，一般只能作为内源性结肠细菌的基质，比如胃肠道当中的双歧杆菌和乳酸菌等。其实，早在1921年，Rettger和Cheplin两位学者就发现了益生元的益生功效。研究结果显示，人们在食用碳水化合物之后，肠道微生物群中乳酸菌的丰度会显著增加。但是，科学界对益生元及其活性功能的明确认知与研究却相对更晚一些。1983年，日本才发现低聚糖物质，首先研究的是低聚果糖，它进入大肠后只能被有益菌——双歧杆菌所利用，且发酵产生有机酸，通过降低肠道酸度值，来抑制多种有害菌，进而起到调节肠道菌群平衡和促进健康的功效。之后的二十几年中，科学界和临床应用对“益生元”的概念也在不断地更新，1995年，益生元的概念被正式提出，它被定义为“一种未消化的食物成分，可通过刺激胃肠道单一或有限数量微生物的生长，以改善宿主的健康状况”。2004年，定义被修改为“一种选择性的发酵组分，引起胃肠道中微生物的组成和活性发生特定变化，对宿主的健康和福利有益”；2007年，它又被定义为“一种不可利用的食物成分，赋予调控宿主的微生物群，对机体具有健康益处”；2010年，又定义为“膳食益生元为选择性发酵成分，引起胃肠道微生物群成分和活动发生特定变化，从而赋予宿主健康利益”；直到2016年，国际益生菌和益生元科学协会（ISAPP）才正式定义益生元为“由宿主微生物选择性利用的基质，对宿主健康具有益处”，这个定义被沿用至今。

益生元通常是一种短链碳水化合物，称为寡糖，它不可被人体内存在的消化酶消化，但能选择性地促进有益细菌群的生长并提高有益菌的相关生理活性。已报道的常见益生元产品主要包括各种低聚糖和糖醇，比如人乳低聚糖和菊粉等。然而，最近的一些研究中又发现益生元的来源还包括非碳水化合物，它们对人体其他器官的增益作用要比胃肠道更加明显。人们对益生元的摄入主要源自各种水果和蔬菜，但这种方式的摄入量非常有限，摄入后也难以直接对肠道菌群产生有益的影响。

益生元除了能调节肠道中微生物平衡、改善肠道健康以外，还具备着多种潜在的临床功能。如益生元被证明可以改善体内矿物质的吸收，可以降低血液中胆固醇和甘油三酯的水平，从而预防心血管疾病。益生元还可以调控结肠中那些易引起食物成分代谢而产生致癌物的细菌生长。另外，国外早期一些临床试验研究也证实了益生元对人类健康的影响作用，如Luo等使用低聚果糖干预2型糖尿病病人，通过4周的双盲试验后，研究发现低聚果糖对外源性胰岛素的血糖反应没有差异，而且它对2型糖尿病患者糖、脂代谢无影响；Garcia等使用阿拉伯木聚糖治疗葡萄糖耐受缺失病人，经过6周的治疗，他们发现阿拉伯木聚糖对胰岛素、脂联素、瘦素、载脂蛋白B和未酯化脂肪酸均无影响。虽然糖耐量受损的受试者食用阿拉伯木聚糖可改善空腹血糖和甘油三酯，但这种有益的效果并没有伴随着空腹脂肪因子浓度而变化；Daubioul等研究了低聚果糖对非酒精性脂肪性肝炎病人的治疗情况，经过8周的治疗后，他们发现低聚果糖能显著降低病人血清转氨酶、天冬氨酸转氨酶、胰岛素水平和血脂水平。

（三）“合生元”在健康领域的发展历程

“合生元”是益生菌与益生元的复合物，它能同时发挥二者的生理功能，如“低聚木糖+乳酸菌”等。它能有效降低胆固醇、甘油三酯的含量，对葡萄糖稳态产生积极的影响，增加饱腹感，甚至对慢性肾脏疾病的治疗产生影响。此外，合生元还能显著降低过敏症状，它对胃肠炎、咽喉炎、呼吸道感染和抑郁症等疾病的治疗均有一定的辅助作用。由于益生菌和益生元的种类多样，二者间的相互组合也可产生多种可能，它们在人类肠道微生物群调节中的作用和应用前景非常广泛。合生元的作用机理类似于益生菌和益生元，主要通过肠道代谢活性的调节，以维持肠道的生物结构，促进有益微生物群的生长，进而抑制胃肠道中潜在病原体。国际上，对于合生元与人类健康的相关研究也刚起步不久，如Marina等使用鼠李糖乳杆菌（CGMC 1.3724）和菊粉协同对153名肥胖男女进行饮食干预，经过36周的干预实验后，研究发现合生元的减肥效果良好，受实验者的血清瘦素含量下降，合生元也改变了受试者肠道菌群的结构。Malekzadeh等研究了合生元对非酒精性脂肪肝的影响，以多种乳杆菌和低聚果糖为组合，对52名成年患者进行治疗，并发现具有良好的疗效，实验证明合生元的摄入能抑制NF-κB通路，有效降低了血液中炎症因子TNF-α。合生元在治疗疾病方面的作用效果一般要优于单独使用益生菌或益生元，如Shunji等将120名结肠炎患者随机分为三组，分别进行益生菌（以长双歧杆菌为例）、益生元（以车前子为例）或合生元的辅助治疗，结果发现接受合生元治疗的结肠炎患者的生活质量要比接受益生菌或益生元治疗患者更高，表明合生元凭借益生菌和益生元的协同作用而对结肠炎的治疗产生了更有效的作用。

（四）益生菌类微生物在其他领域的发展历程

益生菌类微生物健康领域的科技发展不仅在人类疾病健康领域，也要重视在其他学科如动物营养学、兽医学等方面的研究，以抵消使用抗生素对动物及人体的危害。1950 年，Stockstand 报道使用含抗生素的饲料，对畜牧业的发展产生了积极影响。之后，抗生素作为生长促进剂被列入动物饲料中。但是，耐药细菌的出现又使得抗生素的应用受到了严格的限制，如欧盟从 2006 年起禁止成员国使用抗生素类生长促进剂。随后，如何通过调节肠道微生物群来改善动物的质量成为热点，而寻找方法来控制和防止病原菌的定植便成为研究的核心问题。利用新的饲料添加剂（如益生菌和益生元）调节肠道微生物群，使其具有保护宿主的功能，以促进动物健康发展。

二、国内益生菌科技发展历程

（一）我国益生菌制剂在健康领域的发展历程

我国在益生菌类微生物健康领域的科学研究起步较晚，“九五”和“十五”期间我国开始重视益生菌类微生物健康领域的研究。如梁冰等研究了复合益生菌制剂对长航核潜艇艇员肠道菌群失调的影响，结果显示益生菌表现出潜在的改善艇员们肠道菌群失调的作用，具体表现为服用益生菌后艇员们肠道中双歧杆菌、乳杆菌的数量显著升高，而肠道中致病菌的数量则显著减少；另外，服用益生菌制剂后还能一定程度地降低消化道疾病的发病率；进一步研究发现，该益生菌制剂还能有效提高长航核潜艇艇员的免疫功能，加快他们对矿物质元素的吸收。

陈合等探讨了水苏糖对乳粉的理化性质、益生菌增殖及 pH 的影响。结果表明，水苏糖不影响乳粉的理化特性，却能显著提高双歧杆菌等有益菌的增殖，其中 pH 会随益生菌的不同而发生变化。王利红等又研究了水苏糖对酸乳的增菌效果，他们发现水苏糖对酸乳中德氏乳杆菌保加利亚亚种、嗜热链球菌、嗜酸乳杆菌和双歧杆菌均具有增菌效果。以上研究均为益生元在乳制品中的应用和产业化奠定基础。

“十一五”期间，我国就批准了“国家科技支撑计划”——“乳酸菌资源库建设及益生菌发酵剂和制剂产业化示范”，该项目建立起了一个不少于 2500 株乳酸菌的资源库，并且开启了益生菌制剂的产业化发展，为我国益生菌事业的升级打下了坚实的基础。“十二五”和“十三五”期间，我国更是把益生菌制剂相关研究作为重中之重，批准了多个国家自然科学基金重点项目、国家科技支撑计划以及国家重点研发计划等（表 1-3）。2011 年，国家批准的八六三计划项目“乳酸菌特色资源库及乳酸菌发酵剂和代谢工程技术研究”就是在“十一五”期间建立的乳酸菌资源库的基础之上，继续从世界各地分离鉴定新型乳酸菌，并借助基因组学的分析手段，完善了乳酸菌的分类方法，鉴定出菌株关键功能基因，进一步建立起了中国最大的乳酸菌菌种资源库和基因库，这对之后国家乳品行业发展和提升乳品行业技术改革有着重要意义。2012 年，国家为解决国内乳制品行业存在的新型产品较少、科技含量较低、功能机制不明确、产业化结构不合理等问题而批准了国家科技支撑项目“新型乳制品的研发与产业化示范”，该项目由光明乳业有限公司牵头，联合江南大学、上海交通大学等多所高校，在基础研究和产品应用上做到良好对接，旨在增加产品品质和种类，研究功能及风味机理，克服产业结构调整关键技术障碍，以促进我国乳制品行业的健康、快速发展。为进一步提高我国微生态制剂以及相关产品种类和加工关键技术的发展水平，2013 年国家批准了国家八六三计划项目“优良益生菌高效筛选与应用关键技术”，该项目围绕益生菌高效筛选模型的建立、优良益生菌菌种的筛选与评价、益生菌功能机制的解析和优化以及益生菌产业化应用关键技术等方面展开了系统研究；通过项目实施，建立了完整的优良益生菌筛选方法，开发了不同益生功能的益生菌发酵剂，并且保证了在加工制作期间菌种的高活力；通过产学研的结合，开发了一系列新型益生菌产品，提高了我国微生态制剂产业的综合竞争实力。“十三五”期间，我国批准的多个国家重点研发计划，均涉及微生态制剂及其关键技术的发展；项目实施过程中均考虑如何充分、合理利用我国丰富的本土资源，设法加快我国资源的开发和高值化利用进程。例如，重点研发计划“食用菌资源开发和高效加工关键技术研究”和“新型益生菌发酵果蔬汁加工关键技术研究”均旨在解决我国资源开发不足、加工方式单一、营养和功能成分利用率较低、科技发展水平不高等问题。

表 1-3　　我国近十年部分微生态制剂相关研究重点重大项目

项目名称	项目编号	负责人	单位名称	项目类别	批准年份/年	经费/万元
乳酸菌及乳品发酵剂基础研究	31025019	张和平	内蒙古农业大学	国家杰出青年科学基金	2010	200
食品微生物功能发掘与利用的基础研究	31125021	陈卫	江南大学	国家杰出青年科学基金	2011	200
乳酸菌特色资源库及乳酸菌发酵剂和代谢工程技术研究	2011AA100902	孟和毕力格	内蒙古科技大学	“十二五”国家八六三计划项目	2011	1100
高脂及肠道微生态代谢异常影响大肠癌发病风险的机制研究	81230057	秦环龙	同济大学	国家自然科学基金重点项目	2012	270
改善胃肠道功能因子的制备关键技术及其应用	2012BAD33b06	谢明勇	南昌大学	国家科技支撑计划项目	2012	2299
新型乳制品的研发与产业化示范	2012BAD28B07	艾连中	光明乳业股份有限公司	“十二五”国家科技支撑计划	2012	462

续表

项目名称	项目编号	负责人	单位名称	项目类别	批准年份/年	经费/万元
在体示踪益生菌治疗肠易激综合征的微生态动力学研究	81330012	李延青	山东大学	国家自然科学基金重点项目	2013	290
优良益生菌高效筛选与应用关键技术	2011AA100901	陈卫	江南大学	“十二五”国家八六三计划项目	2013	1127
益生菌对食品中有害重金属的生物减除机制	31530056	陈卫	江南大学	国家自然科学基金重点项目	2015	282
基于组学技术的我国优势酿造食品特征风味组分及其微生物代谢机制	31530055	徐岩	江南大学	国家自然科学基金重点项目	2015	280
营养功能性食品制造关键技术研究与新产品创制	2016YFD0400600	蔡木易	中国食品发酵工业研究院	“十三五”国家重点研发计划	2016	5000
益生菌健康功能与基于肠道微生物组学的食品营养代谢机理研究	2017YFD0400300	张同存	天津科技大学	“十三五”国家重点研发计划	2017	2314
新型益生菌发酵果蔬汁加工关键技术研究	2017YFD0400700	陈芳	中国农业大学	“十三五”国家重点研发计划	2017	2083

2016年10月25日印发的《“健康中国2030”规划纲要》以及2017年习近平总书记在党的十九大中提出的“健康中国”发展战略中明确指出要把人民健康放在优先发展的战略地位，而目前，慢性疾病如糖尿病、心血管疾病、癌症等正在严重威胁着人民的身体健康。据研究，人体内肠道微生物的变化与以上疾病息息相关，这也意味着肠道菌群可被作为众多疾病的治疗靶点，可以通过合理干预来实现协助治疗、预防疾病的作用。据国家自然基金委员会公布的获批2019年国家自然科学基金项目目录来看，其中有关肠道微生物作用机制研究的项目就有41项，充分体现出国家科技管理部门对肠道微生物科学研究的重视程度。目前，益生菌制剂是调控肠道菌群的主要干预手段，“十三五”期间批准的国家重点研发计划“营养功能性食品制造关键技术研究与新产品创制”项目中的子课题“肠道微生态调控技术研究和营养健康食品创制及产业化”，正是为了构建完整的调控因子筛选、稳态递送、功效验证、产品开发至产业化实施的系列新产品创制体系，旨在为我国人民的健康保驾护航；其他子课题如“功能因子活性稳态递送和精准分析评价关键技术创新及应用”和“基于营养代谢基因组学的

慢病营养健康食品创制及产业化”对益生菌制剂和益生元制剂在人体中代谢干预机制进行了更深入的研究。针对疾病治疗，我国批准了“十三五”重点专项计划“重大慢性非传染性疾病防控研究”。其中，有关糖尿病及代谢疾病防控研究中，益生菌和益生元制剂的作用尤其重要，通过人群大数据，突破常规危险因素研究模式，阐明饮食、食欲调控相关因子与肠道菌群、肠道激素及代谢组的交互作用，探索“肠-脑轴”在糖尿病发生发展过程中的作用；发现全新致病菌群、益生菌群与关键肠道激素，探索益生菌与益生元干预的可能性，全面、客观地建立肠道、下丘脑与糖尿病发生发展的关系，更新糖尿病临床监测与治疗策略。

益生菌类微生物健康领域未来的研发会更倾向于个性化治疗，*Nutrition for a Better Life* 中曾提出：“个性化需求定制是营养教育领域的未来。”伴随着人工智能的发展，个性化营养势必成为未来食品行业的颠覆者，激起食品行业变革的新浪潮。众所周知，受地域和气候条件差异的影响，世界各地的饮食习惯大有不同，这也影响着各地人们的身体健康状况。随着科学的进步，目前已经能够实时监测不同食物的摄入会怎样影响身体的代谢，进而从侧面证实膳食结构会影响不同区域人群的身体健康状况。我国居民的膳食习惯不同于西方国家，若服用适合西方人肠道菌群特点的益生菌等可能并不会起到应有的效果，因此，开展针对我国居民肠道益生菌制剂干预机制的科学研究极为迫切。我国重点研发项目“肠道菌群益生菌健康功能与基于肠道微生物组学的食品营养代谢机理研究”项目中课题三“益生菌微生态健康调节机制与新型营养健康食品研发”，便是以我国居民肠道微生态为出发点，重点研究代谢与健康之间的作用机制，研发的成果产品适应我国传统膳食结构下的肠道菌群的需求，这对满足我国人民个性化微生态制剂的需求具有重要意义。

研究发现，人体肠道内的微生物菌群结构会随着年龄、性别以及生活习惯等差异而不同。为此，针对某种特殊人群而设计的具有强化某种健康功效的食品也成为个性化治疗的一大热点，我国“十三五”期间国家重点研发项目“营养功能性食品制造关键技术研究与新产品创制”项目中子课题“儿童、老年个性化营养设计和营养健康食品创制及产业化”旨在完成我国儿童、老年人营养素摄入分布分析、人源肠道菌群无菌鼠模型构建、塑化剂与2型糖尿病在人群和细胞实验初步分析、老年人肠道保健产品配方研制等，针对老年常见慢性病的营养治疗和儿童营养指导进行深入研究，使我国在个性化营养的研究及产业化迈出了重要一步。

（二）我国益生菌制剂在其他领域的发展历程

我国是畜牧业大国，中国的肉蛋鸡饲养量占世界首位，其他畜牧业规模也居世界前列。据国家统计局数据报告，我国2019年畜产品产量达到7649万t，水产品产量达到6450万t。在饲料中添加抗生素量极为可观，长期使用会降低畜禽机体的免疫力动物，会严重影响到自身机体免疫系统的功能，并导致发育迟缓。此外，过量服用抗生素还会造成抗原的质量严重下降，进而影响到免疫过程中抗体的生成，以及机体的免疫应答等问题。国内于20世纪70年代末开始研制无毒、无污染、无抗药性、无残留，具有预防畜禽疾病和提高畜禽生产性能以及治疗因肠道菌群失调而引起畜禽下痢的益生菌。1995年，王宏生和周继平使用一种需氧蜡样芽孢杆菌培养物制成的活菌粉剂作为添加剂饲喂猪，经过饲喂，可降低动物应激，提高动物生产性能及改善动物健康，对畜禽的腹泻有极高的防治作用，同时有促进生长发育的功效。1997 年，李巧贤等人使用由双歧杆菌、乳酸杆菌、酵母菌、肠链球菌等 6 个菌株组成的益生菌制剂，在体外模拟条件下，发现这类益生菌制剂对肠道致病菌有很强的拮抗作用，它们的代谢产物乳酸、乙酸，也具有抑菌功效。袁杰利等研制的包括蜡样芽孢杆菌、乳杆菌和丁酸梭菌三种益生菌的制剂对种鸡进行现场实验，考察微生态调节剂对种鸡生产性能、种蛋孵化性能、肠内代谢产物、pH、水分及肠菌群的影响，其具有改善种鸡的肠内代谢，减少腐败物质的含量，降低粪便的 pH 的作用，在减少鸡肠道疾病的发生上具有非常积极的意义。国家十分重视益生菌在农牧业中的应用，在“十二五”期间，我国重点研发了益生菌在畜产品中的相关应用，“十二五”国家八六三计划子课题“畜产品病原菌安全控制技术”中就通过研究乳酸菌素对畜产品中重要致病菌的抑菌机制及作用，为我国畜牧业使用益生菌代替抗生素提供了理论依据。2020 年后，我国禁止在饲料中使用抗生素，而寻找抗生素的替代品成为下一步的研究热点。我国的“十三五”重点研发计划“畜禽肠道健康与消化道微生物互作机制研究”目的在于发现牲畜中存在丰富的微生物菌群，初步阐明雏鸡、犊牛和羔羊早期消化道微生物定植规律和群落特性；揭示外源微生物、益生元及代谢物（莫能霉素、功能性多糖、枯草杆菌及丁酸等）干预调控畜禽肠道菌群与营养物质代谢的规律和初步机理；最后解析健康畜禽消化道微生物菌群特性及微生物影响消化道健康的分子机制。同样在水产业中，益生菌的使用可改善养殖水产动物的水体环境，调节水产动物的消化道，提高水产动物的生长速度、饲料转化率、免疫力，预防疾病等。因此，益生菌在水产动物饲料中应用也得到较多的研究和推广。

（三）我国益生元在健康领域的发展历程

国外对于益生元在畜牧业中的应用也十分重视，益生元的研究始于日本，从 20 世纪 80 年代中后期开始发展，聚焦于研究和开发低聚糖，日本 Suntory 公司最早开始木寡糖的工业化生产。据报道，1994 年，日本生产的 1/3 寡糖用作饲料添加剂，日本的仔猪饲粮约有 40%都添加了低聚糖。益生元在我国畜牧产业中的研究始于 20 世纪 90 年代，其中低聚木糖作为一种新兴的超强益生元。我国在“九五”期间开始对木寡糖的工业化生产的研究，也是国家“十五”科技攻关计划和国家高技术研究发展计划（八六三计划）纲要，木寡糖饲料添加剂在动物生产中的应用日趋成熟。2003 年，王吉潭等在肉鸡日粮中添加半乳甘露寡糖以观察对肉鸡生产性能及免疫机能的影响，发现半乳甘露寡糖对饲料转化率和平均日增重没有显著影响，添加半乳甘露寡糖与添加抗生素相比，胸腺、脾脏和法氏囊相对质量差异不显著，但脾脏和法氏囊的相对质量有提高的趋势，同时血清新城疫抗体滴度显著提高，表明半乳甘露寡糖在一定程度上可以替代饲料中的抗生素，同时，半乳甘露寡糖可以增加体液的免疫机能。2004 年，马秋刚等研究了果寡糖饲料添加剂对仔猪的饲喂效果，发现在日粮中添加 0. 4%果寡糖能够有效提高断乳仔猪日增重，改善饲料转化效率，降低腹泻率，有效替代抗生素。周映华等研究证明，甘露寡糖能显著提高肉鸡盲肠双歧杆菌的数量，也证明了甘露寡糖具有促进肠道有益菌群的增殖作用。2006 年，王定发等使用了不同来源甘露寡糖来饲喂犊牛，发现添加魔芋甘露寡糖和细胞壁甘露寡糖的犊牛质量增长较多，经济效益提升较为可观。近些年来，我国对于寡糖在畜产品中的研究日益深入，已经发现寡糖作为益生元制剂具有调节动物胃肠道菌群的功能，益生元到达肠道后被有益菌作为营养物质消化利用，促进有益菌增殖，分解产物使整个肠道的pH降低，抑制有害菌增殖，达到调整消化道菌群平衡的目的；提高动物的免疫力与病原结合，寡糖摄入后能与一些病毒、毒素、真核细胞的表面外源凝集素结合，促进抗体产生，从而增强体液免疫和细胞免疫能力。在肠道中刺激固有层淋巴细胞，产生浆细胞，转化免疫球蛋白，寡糖还可以借助肠道有益菌合成的营养成分如维生素等发挥免疫作用；促进动物生长，其机制包括促进肠道有益菌的增殖，抑制病原菌和腐败菌，减少有毒有害代谢产物产生，降低动物疾病发生率，从而提高生长，还有有益菌的代谢产物，摄入益生元可以促进有益菌在肠道生长，其代谢产物如短链脂肪酸，具有多种益生功能。大量增殖的有益菌吸附在肠道黏膜上不断地刺激肠道黏膜层中杯状细胞和帕内特细胞，促进其分泌，使肠道黏膜增厚、绒毛增高、隐窝增深，增加肠道表面积，增强吸收矿物质元素等营养物质的能力，从而提高生产性能和消化率。

三、国际食用菌科技发展历程

1600年，法国实现了双孢蘑菇的人工栽培。

1890年，捷克微生物学家Fran tisek Kral最早开始从事微生物菌种的保藏。

1905年，Duggar发明了双孢蘑菇的菌种纯培养方法。

1906年，荷兰建立了菌种保藏机构CBS（Centraalbureauvoor Schim melcultures）。

1925年，美国建立了菌种保藏机构ATCC（America Type Culture Collection）。

1932年，Sinden发明了双孢蘑菇谷粒种的菌种制作技术。

20世纪30年代末期，标准化菇房在美国诞生。

20世纪50年代后期，日本发展了香菇段木栽培技术。

1963年，国际微生物学会协会在渥太华召开的国际菌种保藏会议上成立了“菌种保藏分会（Section on Culture Collection）”。

20世纪60年代中后期，欧美双孢蘑菇实现了工业化栽培。

1970年，在墨西哥城举行的国际微生物学会议上，将菌种保藏分会改名为世界菌种保藏联合会（World Federation for Culture Collections，WFCC）。

20世纪70年代初期，日本形成了瓶栽模式的木腐菌工厂化栽培技术。

2007年，日本研制了成熟的液体菌种技术。

目前，国外主要研究双孢蘑菇、香菇、金针菇、杏鲍菇等品种，研究内容主要集中在食用菌的生态与进化、活性物质以及环境治理等方面。

四、国内食用菌科技发展历程

中国是认识和利用食用菌最早的国家，其历史可以追溯到公元前5000年到公元前3000年的仰韶文化时期。远古时代，人类对食用菌的利用完全来自对野生菌类的采集，后来通过对食用菌状态、生活环境及习性的了解，开始对食用菌进行驯化和栽培，其栽培远远晚于各类农作物。我国首次对食用菌进行人工培育是在6世纪，到了14世纪，我国已经成功培育了野生香菇，发明了香菇的人工栽培技术。其科技发展历程如下：

1950年以前，食用菌研究零星分布于植物研究所、微生物研究所、大学生物系、植保系或森保系。

1950—1978年，随着我国科学技术事业的发展，有不少机构和科技人员做了大量的调查和实验研究，为食用菌产业由以经验为主导的传统栽培向以技术为指导的新栽培转变奠定了基础。这些技术主要包括大型真菌生物学特性研究，人工孢子液接种、银耳菌丝体菌种的研究及在生产中的应用、罐头瓶和塑料袋代料栽培银耳等生物学特性和栽培技术研究，香菇孢子粉菌种及“木引法”木片菌种、香菇纯菌丝菌种的研制和段木栽培技术、木屑代料栽培香菇试验、花菇培育技术等香菇纯菌丝体菌种的研制和栽培技术，利用棉籽壳等废弃物作代料栽培，双孢蘑菇良种选育和栽培技术的改进，黑木耳代料栽培与良种选育，金针菇良种选育及周年栽培技术，多种野生食用菌驯化栽培技术等。

另外，我国于1979年7月建立了菌种保藏制度，成立了中国微生物菌种保藏管理委员会，下设7个分中心，包括中国普通微生物菌种保藏管理中心、中国农业微生物菌种保藏管理中心、中国工业微生物菌种保藏管理中心、中国林业微生物菌种保藏管理中心、中国兽医微生物菌种保藏管理中心、中国医学微生物菌种保藏管理中心、中国药用微生物菌种保藏管理中心。后来又增加了中国典型培养物菌种保藏管理中心和中国海洋微生物菌种保藏管理中心。这9个菌种保藏管理分中心都有保藏食用菌菌种。2006年中国农业科学院农业资源与农业区划研究所还建立了国家食用菌标准菌株库，专门保藏食用菌认定品种和育种材料。

近年来，国家在食用菌基础研究、产品研制和工程化产业化开发等方面部署了一些科技项目，组织全国力量进行攻关。如2009年启动了“十一五”国家科技支撑计划项目“食用菌产业升级关键技术研究与开发”；2013年启动了“十二五”国家科技支撑计划项目“食用菌等特产资源高效生产与深加工关键技术与产品”；2014年启动了国家九七三计划项目“食用菌产量和品质形成的分子机理及调控”；2018年启动了“十三五”国家重点研发计划“食用菌资源开发和高效加工关键技术研究”项目，为食用菌产业发展提供了技术支撑。再加上正在开展的食用菌的生物多样性、遗传多样性、食用菌组学与遗传学、食用菌生理等基础科学研究，都将为食用菌产业持续发展提供科学动力。

五、国际微藻类科技发展历程

藻类泛指能够进行放氧光合作用的自养无胚、无维管束植物。根据细胞大小的不同，藻类分为大型藻类（如海带、紫菜和裙带菜等）和微藻（如小球藻、螺旋藻、盐藻、栅藻、雨生红球藻和鱼腥藻等）。微藻按照生长环境的不同，又可分为水生微藻、陆生微藻和气生微藻等，其中水生微藻又包括淡水生微藻和海水生微藻；按照生活方式不同，则可以分为浮游微藻和底栖微藻。总之，微藻是一类在陆地、海洋及淡水湖等地方分布广泛的自养生物，直径一般为5~50μm，只有在显微镜中才能分辨其具体形态。目前已发现的微藻种类已超过5万余种，其中微小种群就占了70%。国际上已有微藻进入商业化生产阶段，主要用于高附加值产品生产。东亚和东欧地区以及我国台湾地区以生产栅藻和小球藻为主，年产藻粉在1000万t以上；墨西哥、乍得等国相继建立螺旋藻生产线，年产量达数百吨。微藻的产业化离不开微藻科技的发展，微藻科技发展历程如下：

1492年，探险家哥伦布发现墨西哥阿兹特克人从特斯科科湖（Texcoco Lake）里捞取一种绿色丝状物作为主食，并做了详细记载。

1827年，德国科学家Deurben观察到呈螺旋形藻类，故命名为螺旋藻。

1838年，Dunal在法国地中海沿岸蒙彼利埃盐场发现了杜氏盐藻。

1905年，Teodoresco和Hamburger鉴别和确定了杜氏盐藻为一个新的菌属。

1940年，法国药物学家克莱（Creach）在非洲乍得湖（Chad Lake）畔，发现人们食用绿色藻类。后经巴黎大学藻类学家丹格尔德（Dangeard）化验分析其为螺旋藻。

1950年，联合国开始对螺旋藻大规模养殖进行研究。

1952年，微藻培养从实验室养殖发展到了户外规模化养殖。同年，世界上第一个建立并且是欧洲最大的藻类学会——英国藻类学会成立。

1959年，法国Maxives Brandily发表论文指出数个世纪以来，乍得部落一直利用螺旋藻。

1963年，法国成立了以克雷曼为首的探险队前往非洲探险研究螺旋藻。

1966年，法国巴斯德研究院C. Zarrouk发表了论文《螺旋藻的培养研究》，为螺旋藻实验室研究和向大规模工厂化养殖发展奠定了基础。

1967年，第七届国际石油会议上，Genevive Clemenls博士介绍了螺旋藻的营养价值、培养方法和加工干燥技术，引起了极大反响，螺旋藻开始受到全世界关注。

1968年，国际上成立了微藻国际联盟（MIU）。同年，墨西哥将开放式跑道技术应用于螺旋藻的规模化生产。

1969年，西雅图举行第一次美国藻类学会年会。

1972年，第二次国际微生物蛋白质会议上将螺旋藻认定为未来的超级营养食品。

1973年，世界上第一个螺旋藻养殖工厂依托墨西哥Sosa Texcoco碱湖建成。

1974年，联合国世界粮食会议公认螺旋藻为超级营养食品。

1981年，美国食品与药物管理局（FDA）确认螺旋藻为最佳蛋白质来源之一。

1986年，中国将螺旋藻等微藻养殖技术列入了国家“七五”科技攻关计划。

1993年，在摩纳哥举办了首次螺旋藻世界大会，螺旋藻被一致认为是“人类最佳保健食品”。

1994年，美国的Cynotech，日本的富士化工株式会社将雨生红球藻人工养殖成功。

2008年，Algae Biomass Organization（ABO）在美国成立。

2009年，巴斯德蓝藻文化收藏馆（PCC）开始进行蓝藻菌种收集，重点研究蓝藻的进化和遗传树；同年，European Algae Biomass Association在意大利佛罗伦萨成立。

2010年，Cyanotech的BioAstin夏威夷虾青素在美国食品与药物管理局获得了公认安全认证（GRAS）。

目前，国外主要研究螺旋藻、雨生红球藻、杜氏盐藻的产业化和其功能成分的生理功能。

六、国内微藻类科技发展历程

1935 年我国曾呈奎院士在青岛发现螺旋藻，经鉴定为 *S. subtillisma* kutz。20 世纪 50 年代，我国开始微藻的研究，80 年代开始工业化生产。众多微藻中用于工业化生产的微藻除了部分小球藻，少量盐藻外，主要是螺旋藻，国内微藻科技发展历程的节点基本体现在螺旋藻的科技发展过程中。

20 世纪 60 年代初为了缓解农业歉收造成的全国性饥荒问题，毛泽东主席于 1960 年 10 月 27 日，批准中共中央书记处候补书记胡乔木关于推广小球藻等粮食代用品的建议。在周恩来总理等国家领导人的关怀下，中国国内开始大规模粗放养殖小球藻，小球藻也被载入《中国药典》。

20 世纪 70 年代后期，南京大学生物系和中国科学院武汉水生生物研究所先后从国外引进了螺旋藻进行实验性培养，随后农牧渔业部组织了螺旋藻研究协作组，有计划地开展研究，并正式列为国家“七五”科技攻关和“八五”推广项目。

1983 年，江西省农科院从印度和丹麦引进了钝顶螺旋藻种，并从 1983 年 4 月至 1984 年 11 月在江西进行了繁殖试验，收获了干螺旋藻产品。

1985 年我国科学工作者发现云南永胜程海湖为重碳酸盐碱湖，后经武汉植物研究所胡鸿钧教授引进螺旋藻，并指导利用该湖水配制培养基以生产比较廉价的螺旋藻产品获得成功，成为我国首先利用天然盐碱湖水生产钝顶螺旋藻的公司。

1986 年，张景襄等首次进行了螺旋藻工厂化培养和螺旋藻粉的制作。

1987 年，江西省农科院耕作栽培研究所进行了螺旋藻大规模生产及其产品锌、铁等微量元素强化处理。

1988 年广西医学院结合农村推广 $6m^3$ 小型沼气池事业，利用其富含氨氮和 CO_2 的上层发酵液，经砂滤、漂白粉消毒后，配成培养液在户外小池试验生产螺旋藻获得成功。同年，何实银等进行了螺旋藻工厂化试验生产。

1989 年，商树田等研究了盐碱水培养螺旋藻。

1990 年，潘言明研究了自然条件下螺旋藻生产的配套技术和关键环节，并筛选出了产量高、性能好的螺旋藻藻株。

1992 年，顾天青利用工业废水、废气和余热资源培养螺旋藻。

1995 年，中国科学院农村技术开发中心成立了中国螺旋藻产业协会筹委会，加速了我国螺旋藻事业发展。

1997 年，确认螺旋藻对人体有特殊保健功能，并给部分厂家生产已符合我国保健食品规定条件的优质产品颁发了卫食健字号产品证书。如广西北海绿仙牌螺旋藻即于当年获得卫食健字（1997）第 407 号批准文件，广西北海市康福保健食品有限公司也先后获国家卫生部批准的卫食健字（1999）第 0407 号和卫食健字（2001）第 0109 号批文。

2003 年，首次在国内外实现了葛仙米的人工养殖。

2004 年，中华人民共和国卫生部 8 月 17 日发布的 2004 年第 17 号文件里，钝顶螺旋藻和极大螺旋藻被正式批准可作为普通食品食用，这是我国第一个正式获得食品资质的微藻原料，开启了我国微藻食品原料的先河。

2005 年，第十届国际应用藻类学大会在昆明召开，交流的内容涉及藻类在环境治理中的应用、藻类光生物学操纵和方法、藻类生物技术、藻类产品及其质量控制、有害藻华等研究领域，代表了当时国际应用藻类学研究的主流。

2007 年，葛仙米实现产业化。

2008 年，刘建文等在国务院原副总理回良玉、原卫生部部长钱信忠支持下，编写了城乡社区健康管理科普丛书《养生保健的全营养素——小球藻》。

2009 年，盐藻及提取物被批准为新资源食品，成为第二个获得食品资质的微藻。

2010 年，批准 DHA 藻油和雨生红球藻可以作为新资源食品，微藻在食品领域的应用越来越广。

2012 年、2013 年相继批准了蛋白核小球藻和裸藻作为新资源食品。

随着越来越多的微藻成为新食品资源，突破微藻养殖技术瓶颈和微藻在大健康领域中的应用研究越来越广泛。

七、国际食用菌、益生菌、微藻类等保健食品科技发展历程

（一）国际食用菌类保健食品的科技发展历程

1980 年，日本伊藤博士等报道，巴西蘑菇抽出物具有抗癌性，对于固体肿瘤及腹水癌等有疗效的作用。

1981 年，日本药理学会发表了巴西蘑菇抗肿瘤性的多糖类研究。

1984 年、1985 年相继对巴西蘑菇抗肿瘤性多糖体进行了报道，并引进动物（老鼠）实验，更增加人们对其了解，而且在癌症治疗的临床报道上陆续有许多对症例和使用者效果的报告。

（二）国际益生菌类等保健食品的科技发展历程

1908 年，俄国科学家诺贝尔奖获得者伊力亚·梅契尼科夫（Elie Metchnikoff）正式提出了“酸乳长寿”理论。通过对保加利亚人的饮食习惯进行研究、他发现长寿人群有着经常饮用含有益生菌的发酵牛乳的传统。他在其著作《延年益寿》（Prolongation of Life）中系统地阐述了自己的观点和发现。

1915 年，Daviel Newman 首次利用乳酸菌临床治疗膀胱感染。

1922 年，Rettger 和 Cheplin 报道了嗜酸乳杆菌酸乳所具有的临床功效，特别是对消化的作用。

1957 年，Gordon 等在《柳叶刀》（*The Lancet*）提出了有效的乳杆菌疗法：乳杆菌应该没有致病性，能够在肠道中生长，当活菌数量达到 $10^7 \sim 10^9$ 时，明显具有有益菌群的作用。同时德国柏林自由大学的 Haenel 教授研究了厌氧菌的培养方法，提出“肠道厌氧菌占绝对优势”的理论。日本学者光岗知足（Tomotari Mitsuoka）开始了肠内菌群的研究，建立了肠内菌群分析的经典方法和对肠道菌群做出了全面分析。1962 年，

Bogdanov 从德氏乳杆菌保加利亚亚种中分离出了 3 种具有抗癌活性的糖肽，首次报道了乳酸菌的抗肿瘤作用。

1977 年，微生态学（Microecology）由德国人 Volker Rush 首先提出。他在赫尔本建立了微生态学研究所，并从事对双歧杆菌、乳杆菌、大肠杆菌等活菌作生态疗法的研究与应用。Gilliland 对肠道乳杆菌的降低胆固醇作用进行了研究，提出了乳酸菌在生长过程中通过降解胆盐促进胆固醇的分解代谢，从而降低胆固醇含量的观点。

1996—1999 年，欧盟启动益生菌类食品的营养功能示范项目 PROBDEMO CT96-1028（Demonstration of Nutritional functionality of Probiotic Foods，PROBDEMO，FAIR CT96-1028），历时 4 年，1999 年底完成，是欧盟第五次框架项目的预研，旨在提供科学依据以支持益生菌类食品等微生态制剂工业的发展。微生态制剂作为功能性食品在欧洲地区以至全世界越来越流行，通过本项目的研究、讨论，为欧盟第五次框架项目在"健康与食品（Health and Food）"领域的立项提供基础。PROBDEMO CT96-1028 项目研究结果表明，益生菌产品不仅在临床上对儿童及成人具有治疗作用，而且对健康人群及疾病患者也具有预防保健作用。主要对成人的胃肠功能平衡及胃肠道疾病具有治疗作用、对免疫系统具有激活作用，也对儿童的过敏性疾病具有预防作用。

2005 年，美国北卡罗来纳州立大学 Dobrogosz 和 Versalovic 教授提出了免疫益生菌的概念（Immunoprobiotics）。

2009 年 11 月，来自英国、意大利、爱尔兰、比利时、法国、西班牙、瑞士 7 个欧洲国家的 9 个胃肠病、微生物、营养学和儿科专家，以英国雷丁大学（University of Reading）Ian Rowland 教授为主席组成了专家委员会，根据益生菌的研究开发、临床应用和市场消费现状，达成一致意见，形成了《益生菌科学最新共识》的专题报告。该报告在益生菌临床应用效果方面的主要意见如下。一是益生菌治疗腹泻被广泛研究，其临床应用效果最为突出；二是临床研究表明，某些益生菌能够缩短呼吸道感染时间，减轻诸如发烧、鼻炎、腹泻等症状；三是专家普遍认为，益生菌可全面改善肠易激综合征（IBS）症状，缓解胃肠道功能性紊乱，例如缓解胃胀、腹痛等，从而减轻胃肠道的不适感觉；四是专家们共同赞成的益生菌有益健康的作用包括：在幽门螺杆菌感染的治疗中，益生菌作为辅助治疗显示出令人鼓舞的效果；从生物学角度考虑，益生菌可以预防阴道和尿道感染，不过后者的效果不如前者的好；益生菌可能有利于减少结肠癌风险。

2010 年，在《肠道》杂志上发表的一篇综述性评论文章，该文发现，相对于安慰剂参照组或不服用益生菌的参照组，益生菌确有帮助治疗肠易激综合征（IBS）的作用。尽管益生菌对 IBS 治疗有很大帮助，以及哪种菌种的辅助治疗作用最显著仍不明确。这篇论文中，18 个相互独立的研究益生菌治疗 IBS 的有效性的试验被逐一仔细地分析，这 18 个试验的时间跨度从 1950 年到 2008 年，总共包含了 1650 个病人样本。接下来科学家需要做的就是明确哪一种益生菌、需要服用多大剂量的益生菌会对治疗 IBS 最为有效。

2017 年，有迹象表明益生菌能预防败血症。8 月在《自然》杂志上发表的一篇论文的研究结果表明，如果正确组合运用益生菌与益生元，就能在印度的农村地区中有效预防新生儿败血症。这项研究表明，如果服用植物乳杆菌外加服用益生元低聚果糖，可以有效降低婴儿新生儿败血症40%的发病率，以及由新生儿败血症引发的死亡风险。这项研究共涵盖了印度奥里萨邦的4556名无感染迹象的婴儿，而奥里萨邦是全印度新生儿死亡率最高的地区。研究人员监测了婴儿们最初60d内的健康情况，作为试验，一半的婴儿口服了名为合生素的益生元（在其出生后的2～4d内就开始服用，连服7d），而另一半作为参照组的婴儿只是服用了安慰剂。结果发现：两个组别的婴儿患新生儿败血症的发病率有显著差异，服用了合生素的婴儿组的发病率较低，只有5.4%的发病率，而服用安慰剂组的发病率有9%。

（三）国际微藻等保健食品的科技发展历程

1933年，在摩纳哥举办了首次螺旋藻世界大会，科学家们都认为该藻类能改善贫穷国家居民的营养不良状况。

20世纪80年代初期，美国太空署将螺旋藻列为宇航员的太空食品，不少国家的运动员用它来补充消耗过大的能量，一些发达国家的人用它来补充日常营养、防治各种疾病。

1986年，螺旋藻被用于切尔诺贝利核电站爆炸后遭辐射效应之害的儿童，以促进放射性核素的排出。

法国Promolabo公司生产的螺旋藻胶囊可延缓衰老。

越南以商品名“Lactogil”出售的螺旋藻产品，被用来弥补由于天然缺乏或产后感染而引起的乳汁分泌不足。

美国科学家从螺旋藻中提取到一种称为“糖脂”的化学物质，它能阻止艾滋病（AIDS）病毒的生长。

美国的Earthrise公司生产的螺旋藻片剂、粒剂、粉剂如“施伯健螺旋藻”等均十分畅销。以螺旋藻为原料制成的片剂“司巴奴娜护康宝”可提高人体的免疫功能，对恶性肿瘤有辅助疗效。

八、国内食用菌、益生菌、微藻类等保健食品科技发展历程

在我国，食用菌、益生菌、藻类等保健食品是指，在国家监管及相关法规允许下以食用菌、益生菌、藻类等原料，经一定的生产工艺制作而成的产品，且具有长期食用、特定适用人群及功能等特点。

（一）食用菌类保健食品原料使用来源及依据

食用菌指可食用的“蕈菌”类真菌的总称，其品种多，具有长期的食用和药用历史，功效成分包括多糖类、萜类和多酚类等生物活性成分，自古便被我国中医广泛引作药用。如今，食用菌类原料在临床医疗、化妆品、药品、保健食品等领域应用普遍。目前，国内外研究学者在食用菌类生物活性成分发现、提取纯化工艺、药理临床研究等方向进行了较深入的研究。食用菌类原料是保健食品中普遍使用的原料，在我国保健食品的研究开发中具有重要的作用和地位。对于食用菌而言其原料使用依据及明细主要有以下四种，详见表1-4。

表 1-4　　食用菌类保健食品原料使用依据及明细

类别	明细	使用依据
可用于保健食品的真菌菌种	酿酒酵母（*Saccharomyces cerevisiae*） 产朊假丝酵母（*Cadidaatilis*） 乳酸克鲁维酵母（*Kluyveromyces lactis*） 卡氏酵母（*Saccharomyces carlsbergensis*） 蝙蝠蛾拟青霉（*Paecilomyces hepiali Chen et Dai*，sp. nov） 蝙蝠蛾被毛孢（*Hirsutella hepiali Chen et Shen*） 灵芝（*Ganodermalucidum*） 紫芝（*Ganodermasinensis*） 松杉灵芝（*Ganodermatsugae*） 红曲霉（*Monacusanka*） 紫红曲霉（*Monacuspurpureus*）	卫生部关于印发真菌类和益生菌类保健食品评审规定的通知（卫法监发〔2001〕84 号）：附件 2
既是食品又是药品的食用菌	茯苓	卫生部关于进一步规范保健食品原料管理的通知（卫法监发〔2002〕51 号）：附件 1
	灵芝	关于对党参等 9 种物质开展按照传统既是食品又是中药材的物质管理试点工作的通知（国卫食品函〔2019〕311 号）
普通食品	蘑菇、草菇、大红菇、冬菇、猴头菇、黄蘑、金针菇、口蘑、木耳、平菇、香杏丁蘑、红菇、双孢蘑菇、松蘑、香菇、香杏片口蘑、羊肚菌、银耳、榛蘑、珍珠白蘑、杏鲍菇、灰树花、云芝、竹荪、牛肝菌等	列入《中国食物成分表》的食用菌类；列入普通食品管理的食用菌类新食品原料；有长期食用历史的食用菌类
新食品原料	蛹虫草（*Cordyceps militaris*）	卫计委公告 2014 年第 10 号
	广东虫草子实体（*Cordyceps guangdongensis*）	卫生部公告 2013 年第 1 号
	茶藨子叶状层菌发酵菌丝体［*Phylloporia ribis*（Schumach：Fr.）*Ryvarden*］	卫生部公告 2013 年第 1 号

1. 可用于保健食品的真菌菌种

真菌类保健食品指利用可食大型真菌和小型丝状真菌的子实体或菌丝体生产的具有特定功能的产品。真菌类保健食品必须安全可靠，无毒无害，生产用菌种的生物学、遗传学、功效学特性必须明确和稳定。2001 年，卫生部发布了可用于保健食品的真菌菌种名单，共计 11 种，名单外的真菌菌种不能用于保健食品。

2. 既是食品又是药品的食用菌

在保健食品原料中，既是食品又是药品的食用菌只有茯苓（2002 年进入名单）和灵芝（2020年1月“国卫食品函〔2019〕311号”发布公开征求意见）。两者均为多孔菌科真菌，前者系茯苓的干燥菌核，后者系灵芝的子实体，均属于我国的传统中药，同时也可作食用菌，在保健食品中应用广泛。

3. 普通食品

普通食品原料具有长期食用历史，安全性极高，因此，可作为保健食品原料使用。在保健食品中使用的食用菌类普通食品包括列入《中国食物成分表》的食用菌类物品、列入普通食品管理的食用菌类新食品原料、有长期食用历史的食用菌类原料（表1-4）。这类原料可直接应用于保健食品中，其提取物（经水提、醇提）也可作为保健食品的原料使用，例如银耳多糖、香菇提取物、羊肚菌子实体提取物等。但在提交保健食品申报材料时需提供详细的提取物生产工艺过程及参数说明，醇提物还需要有充分的安全性论证依据支持其符合保健食品长期食用、安全无毒等要求。同时，为保障普通食品在保健食品中使用的安全性及质量，还需制定科学合理的技术要求，并符合相应的、最新的食品安全标准，特别是真菌毒素、农药残留和污染物等的要求。如果没有相应的国家标准，可参考行业标准、地方标准和企业标准。

4. 新食品原料

新食品原料包括无传统食用习惯的动物、植物、微生物。在食用菌类新食品原料的申报和应用方面，我国对其安全性评估的相关法规系统执行要求极其严格，主要体现在新菌种或稀有菌种相关鉴定报告及菌丝体等安全性评价。目前，食用菌类新食品原料只有蛹虫草、广东虫草子实体、茶藨子叶状层菌发酵菌丝体3种。

此外，2016年以后，冬虫夏草不再被允许用作保健食品原料中［国家食品药品监督管理总局（CFDA）《总局关于停止冬虫夏草用于保健食品试点工作的通知》］。

（二）益生菌类保健食品原料使用来源及依据

肠道为人体免疫器官之一，其内环境中寄存着庞大、丰富的微生物群体，它们与宿主免疫、代谢等功能一同进化，因而对内环境系统具有至关重要的维持平衡作用。益生菌是指摄入适量后，能对人体产生确切健康功效的、活的有益微生物，主要包括乳杆菌类和双歧杆菌类，其发挥功效的作用机理主要是经肠道菌群及免疫系统功能调节而实现的。2019年3月国家市场监督管理总局公开征求《益生菌类保健食品申报与审评规定（征求意见稿）》意见中指出，益生菌系指活的微生物，当摄取足够数量时，对宿主健康有益。据研究，益生菌因菌株的差异，功能也有所不同，具体有调节胃肠道菌群及维系内环境平衡、润肠通便、调节免疫及过敏反应等功能。对于益生菌而言其原料使用依据及明细主要有以下三种，详见表1-5、表1-6、表1-7。

1. 可用于食品的菌种

《卫生部办公厅关于印发〈可用于食品的菌种名单〉的通知》（卫办监督发〔2010〕65号）中发布了双歧杆菌属、乳杆菌属、链球菌属三大类可用于食品中的菌种名单，共计21种。此后，国家相关部门又陆续发布了9个可用于食品中的菌种名单，见表1-5。根据保健食品法规要求，这30种可用于食品的菌种也可以作为保健食品的原料。

表 1-5 可用于食品的菌种名单

明细	使用依据
青春双歧杆菌（*Bifidobacterium adolescentis*） 动物双歧杆菌（乳双歧杆菌）（*Bifidobacterium animalis/Bifidobacterium lactis*） 两歧双歧杆菌（*Bifidobacterium bifidum*） 短双歧杆菌（*Bifidobacterium breve*） 婴儿双歧杆菌（*Bifidobacterium infantis*） 长双歧杆菌（*Bifidobacterium longum*） 嗜酸乳杆菌（*Lactobacillus acidophilus*） 干酪乳杆菌（*Lactobacillus casei*） 卷曲乳杆菌（*Lactobacillus crispatus*） 德氏乳杆菌保加利亚亚种（保加利亚乳杆菌）（*Lactobacillus delbrueckii* subsp. *Bulgaricus /Lactobacillus bulgaricus*） 德氏乳杆菌乳酸亚种（*Lactobacillus delbrueckii* subsp. *lactis*） 发酵乳杆菌（*Lactobacillus fermentium*） 格氏乳杆菌（*Lactobacillus gasseri*） 瑞士乳杆菌（*Lactobacillus helveticus*） 约氏乳杆菌（*Lactobacillus johnsonii*） 副干酪乳杆菌（*Lactobacillus paracasei*） 植物乳杆菌（*Lactobacillus plantarum*） 罗伊氏乳杆菌（*Lactobacillus reuteri*） 鼠李糖乳杆菌（*Lactobacillus rhamnosus*） 唾液乳杆菌（*Lactobacillus salivarius*） 嗜热链球菌（*Streptococcus thermophilus*）	《卫生部办公厅关于印发〈可用于食品的菌种名单〉的通知》（卫办监督发〔2010〕65号）
费氏丙酸杆菌谢氏亚种（*Propionibacterium freudenreichii* subsp. *Shermanii*）	卫生部公告 2010 年第 17 号
乳酸乳球菌乳酸亚种（*Lactococcus Lactis* subsp. *Lactis*） 乳酸乳球菌乳脂亚种（*Lactococcus Lactis* subsp. *Cremoris*） 乳酸乳球菌双乙酰亚种（*Lactococcus Lactis* subsp. *Diacetylactis*）	卫生部公告 2011 年第 1 号
肠膜明串珠菌肠膜亚种（*leuconostoc. mesenteroides* subsp. *mesenteroides*）	卫生部公告 2012 年第 8 号
小牛葡萄球菌（*Staphylococcus vitulinus*） 木糖葡萄球菌（*Staphylococcus xylosus*） 肉葡萄球菌（*Staphylococcus carnosus*）	卫计委公告 2016 年第 4 号
凝结芽孢杆菌（*Bacillus coagulans*）	卫计委公告 2016 年第 6 号

2. 可用于保健食品的益生菌菌种

《卫生部关于印发真菌类和益生菌类保健食品评审规定的通知》（卫法监发〔2001〕

84号）中发布了10种可用于保健食品的益生菌菌种名单，见表1–6。

表1–6　可用于保健食品的益生菌菌种名单

明细	使用依据
两歧双歧杆菌（*Bifidobacterium bifidum*）	《卫生部关于印发真菌类和益生菌类保健食品评审规定的通知》（卫法监发［2001］84号）
婴儿双歧杆菌（*Bifidobacterium infantis*）	
长双歧杆菌（*Bifidobacterium longum*）	
短双歧杆菌（*Bifidobacterium breve*）	
青春双歧杆菌（*Bifidobacterium adolescentis*）	
德氏乳杆菌保加利亚亚种（*Lactobacillus delbrueckii* subsp. *bulgaricus*）	
嗜酸乳杆菌（*Lactobacillus acidophilus*）	
干酪乳杆菌干酪亚种（*Lactobacillus casei* subsp. *casei*）	
嗜热链球菌（*Streptococcus thermophilus*）	
罗伊氏乳杆菌（*Lactobacillus reuteri*）	

3. 菌种类新食品原料

菌种类新食品原料名单见表1–7。根据保健食品法规要求，这16种菌种类新食品原料可以作为保健食品的原料。

表1–7　菌种类新食品原料名单

明细	使用依据
嗜酸乳杆菌（*Lactobacillus acidophilus*，菌株号：DSM13241）	卫生部公告2008年第12号
嗜酸乳杆菌（*Lactobacillus acidophilus*，菌株号：R0052） 副干酪乳杆菌（*Lactobacillus paracasei*，菌株号：GM080、GMNL–33） 鼠李糖乳杆菌（*Lactobacillus rhamnosus*，菌株号：R0011） 植物乳杆菌（*lactobacillus plantarum*，菌株号：299v、CGMCC NO. 1258）	卫生部公告2008年第20号
植物乳杆菌（*Lactobacillus plantarum*，菌株号：ST–Ⅲ）	卫生部公告2009年第12号
马克斯克鲁维酵母（*Kluyveromycesmarxianus*）	卫计委公告2013年第16号
清酒乳杆菌（*Lactobacillus sakei*） 产丙酸丙酸杆菌（*Propionibacteriumacidipropionici*）	卫计委公告2014年第20号
乳酸片球菌（*Pediococcusacidilactici*） 戊糖片球菌（*Pediococcuspentosaceus*）	卫计委公告2014年第6号
弯曲乳杆菌（*Lactobacillus curvatus*）	卫健委公告2019年第2号
瑞士乳杆菌（*Lactobacillus helveticus*，菌株号：R0052） 婴儿双歧杆菌（*Bifidobacteriuminfantis*，菌株号：R0033） 两歧双歧杆菌（*Bifidobacteriumbifidum*，菌株号：R0071）	卫健委公告2020年第4号
马乳酒样乳杆菌马乳酒样亚种（*Lactobacillus kefiranofaciens* subsp. *kefiranofaciens*）	卫健委公告2020年第9号

（三）藻类保健食品原料使用来源及依据

GB 19643—2016《食品安全国家标准 藻类及其制品》中藻类的定义为：一类水生的没有真正根、茎、叶分化的最原始的低等植物。藻类是海洋中的初级生产者，其种类繁多，具有诸多营养物质，属于重要的水产品资源，具有食品、药品、观赏、保健等诸多用途。藻类的营养价值获得了世界卫生组织（WHO）、联合国世界食品协会以及美国食品与药物管理局（FDA）等多个权威机构的推荐及赞誉："人类 21 世纪的最佳保健品""21 世纪最理想的营养源""最佳蛋白质来源"。

由于藻类未经食物链传递，因而相较于其他物品安全性更高，且食用历史悠久，譬如我们所熟知的 DHA 藻油，相较鱼油 DHA 而言更为安全。因为鱼类本身并不具备生产 DHA 的能力，大部分都是通过摄入含有 DHA 的藻类或其他物质获取而来，但经过食物链传播后，易富集有害物质，且提纯加工技术较难，成本也便高，原料具有鱼腥味，而藻类中的 DHA 含量高、纯度好、提取方式便捷便宜、无刺激性气味，适合素食主义食用，且得到了专家认可，推荐用于婴幼儿、孕妇益智补脑等产品开发中，可见其安全性及功能的权威性。且功能广泛，效果明显，因此，藻类原料在我国微生物类保健食品中使用较为频繁。对于藻类而言其原料使用来源及依据主要有以下两种，详见表 1-8。

表 1-8　藻类保健食品原料使用依据及明细

类别	明细	使用依据
普通食品	海带、紫菜、海冻菜、小球藻、马尾藻、小叶海藻、海藻、钝纯螺旋藻、极大螺旋藻等	列入《中国食物成分表》的藻类物品；列入普通食品管理的食品新资源；有长期食用历史的物品
新食品原料	盐藻及其提取物（*Dunaliella Salina*）	卫生部公告 2009 年第 18 号
	DHA 藻油（*Crypthecodinium cohnii*、*Ulkenia amoeboida*、*Schizochytrium* sp.）	卫生部公告 2010 年第 3 号
	雨生红球藻（*Haematococcus pluvialis*）	卫生部公告 2010 年第 17 号
	蛋白核小球藻（*Chlorella pyrenoidesa*）	卫生部公告 2012 年第 19 号
	裸藻（*Euglena gracilis*）	卫生部公告 2013 年第 10 号
	球状念珠藻（葛仙米）（*Nostoc sphaeroides*）	卫健委公告 2018 年第 10 号

目前，藻类新食品原料只有盐藻及其提取物、DHA 藻油、雨生红球藻、蛋白核小球藻、裸藻、球状念珠藻（葛仙米）6 种。其次，藻类保健食品在资料申报递交时，需注意以下几个方面：

其一，需提供藻类原料的菌种鉴定报告。其二，由于藻类属于海洋来源原料，因此技术要求的污染物指标制定除了铅、砷、汞以外还需加入镉指标的限定。其三，属于新食品原料的，申报资料递交时还需提供实质等同说明资料。其四，油脂类原料，例如 DHA 藻油，还应制定黄曲霉毒素 B1、酸价以及过氧化值指标。

食用菌、益生菌、藻类等保健食品的生产环节多而复杂，从原材料（筛选、配伍、处理、提取、功能研究等）、生产加工（剂型选择、规格确定、辅料种类及用量考察、生产条件摸索等）、质量标准、技术要求（微生物、理化、标志性成分检测及制定、食用方式等）、包装（稳定性、保存条件等）到成品中的每一个环节都不乏科技力量的支持。

由于食用菌、益生菌、藻类等保健食品的加工技术涉及的开发领域广泛，因而更是国际上高新技术发展的重点关注对象之一。就食用菌、益生菌、藻类等保健食品的发展而言，各国均是随着研究的不断深入探索而使技术不断发展提高。目前，发达国家在保健食品科研开发和应用方面，将微生物科学、食品科学、生理学、营养学、药理学、毒理学、免疫学、生物工程、临床医学等科学理论有机地结合起来，进行保健功效成分与生理功能的分子水平的研究，揭示微生物类保健因子的化学结构本质及作用机理，并研究其在保健食品中应用的量效关系及稳定性；运用现代分离、提取、培植、驯化、稳定、评价及制造技术，如微生物发酵技术、生物工程和基因工程技术、低温粉碎技术、微胶囊技术及保鲜技术等，实现从原料中提取有效成分，继而以有效成分为原料，根据不同的科学配方和产品要求，确定合理的加工工艺，进行科学配制，生产出系列保健食品。

而我国食用菌、益生菌、藻类等保健食品产业起步较晚，在 1995 年以前，我国保健食品市场产业刚经历起步到发育的阶段，由于传统养生观念的影响，产品类型多集中于滋补类产品，需求的弱化，导致相关的技术发展也未得到足够的重视，市面上食用菌、益生菌、藻类等保健食品占比数量也少，产品多为单一原料、简单功能为主，剂型上也多为片剂和口服液居多。

2001 年 3 月，卫生部针对益生菌及食用菌类保健食品发布了《卫生部关于印发真菌类和益生菌类保健食品评审规定的通知》（卫法监发［2001］84 号），包括《真菌类保健食品评审规定》《可用于保健食品的真菌菌种名单》《真菌菌种检定单位名单》《益生菌类保健食品评审规定》《可用于保健食品的益生菌菌种名单》《益生菌菌种检定单位名单》6 个文件，给出了益生菌类、食用菌类保健食品的定义及名单（益生菌 9 个、食用菌 11 个）、审评规定（原材料的要求、生产单位的要求、申报材料的要求等）、安全性评价（菌种鉴定、毒力报告以及鉴定单位名单等）。2003 年《关于批准罗伊氏乳杆菌为可用于保健食品的益生菌菌种的公告》（卫生部公告 2003 年第 3 号）又新增“罗伊氏乳杆菌”。在国家推动经济繁荣以及法规政策明朗的形势下，对于食用菌、益生菌、藻类等保健食品的研发开始加速，菌种的栽培驯化、安全毒理及功能的科学技术得到了快速发展，产品数量也逐渐增多，开发的产品功能、剂型及配方也变得多样。

2005 年，国家食品药品监督管理局发布《关于印发〈营养素补充剂申报与审评规定（试行）〉等 8 个相关规定的通告》，与之相关的有《真菌类保健食品申报与审评规定（试行）》和《益生菌类保健食品申报与审评规定（试行）》。前者规定了真菌类保健食品系指利用可食大型真菌和小型丝状真菌的子实体或菌丝体生产的产品，并给出了可用于保健食品的 11 种真菌菌种名单；后者规定益生菌类保健食品系指能够促进肠道菌群生态平衡，对人体起有益作用的微生态产品，给出了可用于保健食品的 10

种益生菌菌种名单。加之我国卫生部陆续公告的一些新食品原料（2013 年前称为“新资源食品”）都可以作为保健食品原料应用，例如鼠李糖乳杆菌（菌株号 R0011）、雨生红球藻等，促使食用菌、益生菌类等保健食品研究内容不断丰富，藻类的育种、养殖、采收、提取、加工的全过程工艺技术及原材料性质与功能研究也得以带动。随着国家出台的相关保健食品政策法规日趋完善严谨，食用菌、益生菌、藻类等保健食品产业得以持续发展，蛋白质工程、发酵工程、酶工程、基因工程和分子食品等现代食品绿色加工等技术应用于其研发和生产过程中，研究领域拓宽，科技发展水平也逐步提升。

第二节 微生物健康产业的发展历程

微生物健康产业是一个既古老又新型的产业。微生物被人类驯化至今，由于世界各地人文、自然、地理条件及社会经济发展阶段的不同，微生物在食品、农业、医药、化工、环境等多个领域扮演者重要角色。微生健康产业涉及益生菌、食用菌、微藻类等领域，随着物质水平提高，以及消费者对身体健康需求增长，微生物健康产业得到了迅猛发展。

一、国际益生菌产业发展历程

世界益生菌类微生物健康产业市场发展迅速，目前，全球的益生菌研究主要集中于微生物与肥胖、哮喘、过敏、糖尿病、肿瘤、精神疾病等。国外空前重视益生菌制剂的研究，21 世纪初人类基因组计划完成后，包括已着手开展“人类第二基因组计划”以及人类微生物组计划，美国的微生物组计划（National Microbiome Initiative, NMI)，欧盟的人类肠道宏基因组计划（MetaHIT）。以上项目增速了益生菌产业的发展。

（一）国际益生菌制剂产业发展历程

全球益生菌类微生物制剂的产业发展历程，主要分成三个阶段，分别是初期的益生菌制剂初步挖掘；大型企业建立，微生物制剂大规模投入生产的高速发展期以及产业规范期，益生菌制剂相关标准规范的出台，受到全球的广泛关注，并根据具体的健康需要而多样化发展（图 1-1）。

第一个阶段从 1857 年到 1935 年，标志是丹麦药剂师 Christian D. A. Hansen 于 1874 年开创了科汉森公司，当时主要是生产以乳酪凝乳酵素为主的益生菌产品。1919 年，俄国科学家诺贝尔奖获得者伊力亚·梅契尼科夫（Elie Metchnikoff）提出了“酸乳长寿”的理论。当时，怀着对“酸乳长寿”理论的认可，伊萨克·卡拉索在西班牙巴塞罗那创立了达能公司，在当地销售生产出来的酸乳。但由于当时人们对酸乳缺乏足够的临床证明，酸乳健康的学说受到怀疑。1930 年，医学博士代田稔博士首次成功地分离出人体肠道的乳酸杆菌，并经过强化培养，使它能活着到达肠内。该菌后来引用代田博士的名字，取名为 *Lactobacillus casei strain Shirota*，这也就是 1935 年创立的乳酸菌饮料——养乐多中所使用的益生菌。养乐多产品的出现，标志着益生菌产业化的正式

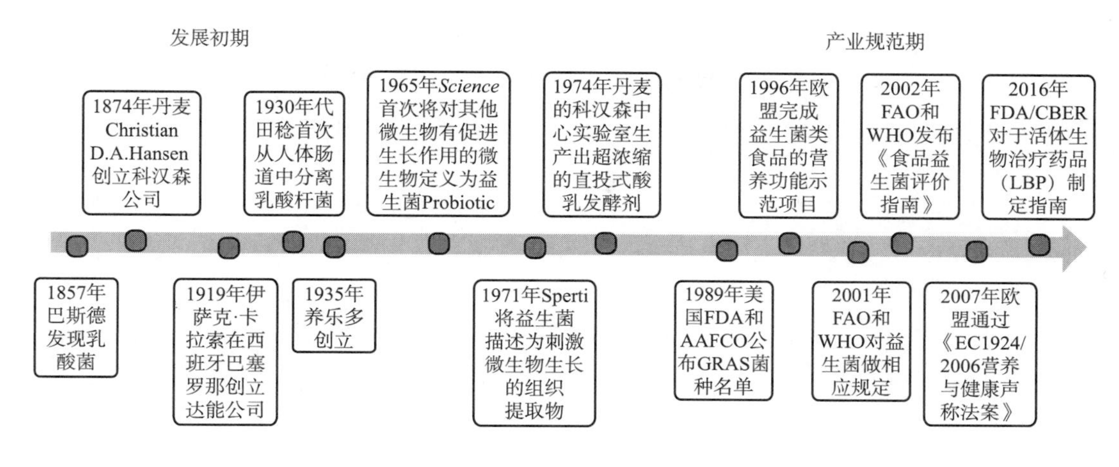

图 1-1　全球益生菌类微生物制剂产业发展历程

开始。与此同时，还有包括加拿大的 Lallemand 公司，他们从 1932 年开始研究益生菌及相关产品；芬兰的 Valio 等公司也逐步围绕益生菌进行产业化开发。

国际和国内部分益生菌类微生物制剂龙头企业见表 1-9。

表 1-9　　国际和国内部分益生菌类微生物制剂龙头企业

公司名称	年份/年	主要领域	主要产品	2019 年销售额
Yakult（养乐多）	1935	食品、医药、化妆品	乳制品、非处方药、保健饮料、护肤品、癌症治疗剂	36.67 亿美元
Chr. Hansen A/S（科汉森）	1874	食品、畜牧、农业	乳制品、发酵植物饮料、天然色素、微生物食用菌、膳食补充剂	1160 亿欧元
DuPont（杜邦）	1802	食品、医药、材料、畜牧	酶制剂、动物饲料添加剂、膳食补充剂、功能辅料、活性药物	215.12 亿美元
Danone（达能）	1919	食品、医药	乳制品、植物性产品、婴儿营养品、医学营养品、饮用水	2530 亿美元
Valio（蔚优）	1905	食品	乳制品、植物性产品、零食	17.87 亿欧元
光明乳业股份有限公司	1996	食品	乳制品、果汁	225 亿元（人民币）
北京科拓恒通生物技术股份有限公司	2003	食品工业、医药、畜牧、农业	乳制品、发酵剂、动物饲料添加剂、农业用微生态制剂	3.08 亿元（人民币）
生合生物科技	2000	食品、畜牧水产、农业	微生物制剂、食品原料	0.8 亿元（人民币）
一然生物科技	2011	食品、医药、畜牧、农业	微生态制剂、发酵剂	1.66 亿元（人民币）

第二阶段从 1935 年到 1988 年，标志是 1974 年丹麦的科汉森中心实验室生产出超

浓缩的直投式酸乳发酵剂，去除了之前制作过程中的菌种活化扩培等预处理，直接加入到原料乳中发酵，使用直投式发酵剂，有助于规范益生菌酸乳的工业化操作，而且降低了成本，加快了发酵。在这个阶段中，发酵菌种的选择还较为单一，产品仍然以乳制品为主。

第三阶段是从建立益生菌的国际相关规范文件开始，1989 年，FDA 和美国饲料管理协会（AAFCO）公布了 42 种“可直接饲喂并通常认为安全的微生物”菌种名单。1996 年，欧盟历时 4 年完成了益生菌类食品的营养功能示范项目，为益生菌类工业微生物制剂要求规范提供科学依据。1971 年，Sperti 将益生菌（Probiotic）描述为刺激微生物生长的组织提取物。随着对益生菌研究的深入，到 1989 年，英国福勒博士（Dr. Roy Fuller）将益生菌定义为：益生菌是额外补充的活性微生物，能改善肠道菌群的平衡而对宿主的健康有益，对健康的益处必须经过临床验证的。到 2001 年，联合国粮农组织（FAO）和 WHO 也对益生菌作了相应规定：通过摄取适当的量、对食用者的身体健康能发挥有效作用的活菌。

另外，随着测序技术的进步，全球迎来了基因组时代，益生菌的功能基因组学的兴起刺激了微生物制剂产业的进一步发展。2003 年，第一次完成益生菌——植物乳杆菌的基因测序，这也标志着微生物制剂行业正式进入到了基因组时代。随后，除常见的乳酸杆菌属、双歧杆菌属和一些芽孢杆菌、酵母菌及其产物之外，更多益生菌如梭菌属、拟杆菌属和艾克曼菌属等也逐渐被认定为新型微生物制剂的潜在应用菌株。2007 年，欧盟通过 EC1924/2006《营养与健康声称法案》，益生菌在产业上的应用需在欧盟获得“安全资格认定”（Qualified Presumption of Safety，QPS）安全认证。2016 年，FDA 的生物制品审评与研究中心对于活体生物治疗药品（LBP）制定指南，被称为第二代益生菌的活体生物治疗药品能够起到预防、治疗或治愈某个疾病的作用，这也预示着益生菌类微生物制剂产业中心以健康预防为主转为保健作用以及治疗治愈疾病。

（二）国际益生元产业发展历程

益生元的出现可谓是对益生菌类微生物制剂的发展和应用提供了更为充足的便利条件。益生元的实质包涵以下几点：首先，其成分必须是不可消化的人体消化酶；其次，它必须在胃肠道中发酵；最后，它应能选择性地增殖有益微生物的生长并提高其活性。益生元的应用历经被发现、走向产业应用、工业化生产。1948 年，德国特福芬公司首次将益生元应用在消化功能较弱和早产儿的乳制品当中；1983 年，日本发现了低聚果糖等多种低聚糖，这些糖类难以消化，但进入大肠后能被双歧杆菌所利用，利用后会分泌大量有机酸并使肠道酸度增加，进而有效抑制产气荚膜梭菌等有害菌，起到了很好的肠道微生态菌群平衡的作用，促进了人体健康。随后，日本明治药品株式会社便成功初步实现了低聚果糖的产业化；1989 年，日本三得利株式会社完成了低聚木糖的产业化；1993 年，Kunz 等在母乳中发现多种低聚糖，他们认为这些都是保障婴儿肠道中乳酸菌、双歧杆菌等有益菌增殖的主要营养素；1995 年，吉布森（Gibson）才正式将益生元的概念提出，并把在肠道中起到调整菌群平衡的食品称为益生元。2000 年，日本消费者厅批准明治 Meiorigo 为特定保健用食品，益生元开始走向终端领域应用。日本是国际上最早开发益生元的国家，在益生元产业发展初期，1991 年，日本就设立“特定健康产品”，其中就包括了益生元。欧洲国家对于益生元的法律法规一开始没有具体限制，包括每日允许摄入量，从1995年到2000年，欧洲各国才对益生元标注进行规定，在此期间，欧洲议会和理事会发布指令，菊粉和低聚糖不属于添加剂，并根据欧盟标准委员会决定低聚果糖属于食品配料。并在2006年规定了低聚半乳糖和低聚果糖可以添加到婴幼儿和较大婴幼儿配方奶粉中。美国作为具备益生元市场最早的国家，在1992年FDA就规定低聚果糖为公认安全的饲料添加剂，2000年11月确定了低聚果糖可用作食品配料，到了2011年将低聚果糖规定可用于婴幼儿配方奶粉中。从人们真正认识益生元开始，仅仅30年间，益生元产业就已经发展到几十亿的销售额，其优势之大，增长之快，甚至要强于益生菌产业。

（三）益生菌类微生物制剂在其他领域的产业发展历程

益生菌类微生物制剂后来还被发现可应用于动物食品中，使用活菌作饲料添加物可以追溯到1907年，梅契尼可夫（Metchnikoff）用酸牛乳来调整幼畜腹泻出现的菌群失调。后来人们发现人用活菌制剂可防止畜禽的腹泻和肠炎，继之又发现活菌制剂还可改善饲料利用率，并有利于畜禽的生长发育，从而扩大了活菌制剂在畜牧生产中的作用和应用前景。到了20世纪20年代，再次掀起了微生态制剂的研究热潮，但直到20世纪70年代末期才被真正重视起来并应用于养殖中，微生态制剂应用较早的国家是日本。在日本，20世纪50年代就有“表飞鸣”“乳酶生”等产品，其成分是粪肠球菌，用于治疗肠道疾病。之后，一些产自日本和欧洲等地的微生态制剂开始替代抗生素使用，这进一步推动了它的产业发展。2010年，法国已拥有50多种微生态保护制剂，美国用于饲料的益生菌的销售额已达3000万美元以上，日本年消耗微生态制剂超过1000t，总价值逾400万美元。

二、国内益生菌产业发展历程

我国益生菌类微生物制剂产业于20世纪70年代开始发展，虽然起步较晚，但由于国家政策的支持和科技资金的大力投入，我国微生态产业发展非常迅速，短短几十年内便涌现出了一大批龙头企业，如光明乳业、科拓恒通、生合生物科技及一然生物科技有限公司等，其中科拓恒通更是成为全球三大益生菌研发公司之一。目前，我国的益生菌产业正处于快速增长时期，据统计，我国2017年的益生菌市场规模就达到了460亿元，预计到2022年将迅速增长至896亿元。国家市场监督管理总局保健食品中心后台数据库数据显示，截至2018年2月，我国已批准益生菌类保健食品企业共计43家，相关产品数量达60个，约占已批准国产保健食品总数的0.36%。除保健品外，益生菌还在其他食品领域中应用，我国已有8大类29种益生菌被批准使用于食品，其中含6种应用于婴儿食品。食品当中，乳制品仍是益生菌最主要的应用领域，约占全球益生菌产品的66%；其次，益生菌还被广泛应用于婴幼儿产品以及软饮、运动营养、烘焙等领域。此外，无限极公司、葵花和修正等药品企业不断推出如小葵花益生菌固体饮料、修正成人益生菌固体饮料等益生菌下游产品。我国的益生菌类微生物制剂相关标准在20世纪末期建立，1999年我国农业部颁布文件《允许使用的饲料添加剂品种目录》，2008年我国农业部颁布公告《饲料添加剂品种目录（2008）》，规定了16种可以直接饲喂动物的饲用微生物名单。2010 年颁布可用于食品的 21 种菌种名单。2011 年我国国家卫计委下发的公告《可用于婴幼儿食品的菌种名单》。此后开始大力进行市场推广，使我国益生菌类微生物制剂产业进入成熟期。

我国益生元的产业从 1990 年才开始发展。1997 年，低聚果糖（50%纯度）成为我国第一个投产的益生元产品，年产近 3000t。同年，国家技术监督局发布的 GB 16740—1997《保健（功能）食品通用标准》中定义了低聚果糖为食品配料（该标准现已被 GB 16740—2014《食品安全国家标准　保健食品》替代）。2000 年，国家轻工业局（同年 12 月撤销该单位）公布的 QB/T 2492—2000《功能性低聚糖通用技术规则》将低聚果糖认定为食品配料。2009 年，GB/T 23528—2009《低聚果糖》正式实施，它明确了低聚果糖的法律地位，规范了企业生产和经营（该标准现已被 GB/T 23528. 2—2021《低聚糖质量要求　第 2 部分：低聚果糖》替代）。自此，其他益生元便在我国得到越来越广泛的使用。

我国益生菌类微生物制剂龙头企业科拓恒通生物技术股份有限公司与日本益生菌类微生物制剂龙头企业养乐多发展历程对比见图 1-2。从图中我们可以看出我国益生菌类微生物健康产业虽然起步较晚，但支撑产业的科学技术发展较快，虽然我国龙头企业和国际龙头企业还有一定的差距，但随着技术的应用以及人们观念的转变，我国益生菌类微生物健康产业必将进入世界前列。

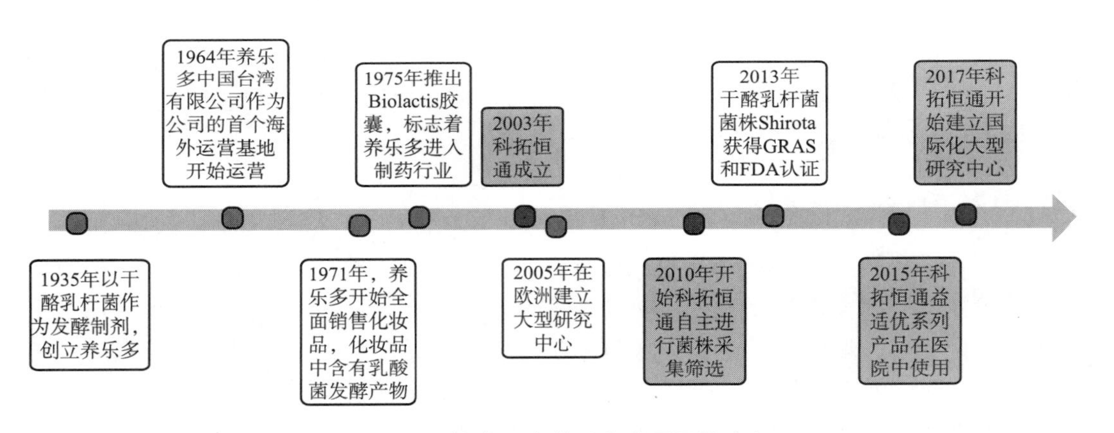

图 1-2　科拓恒通与养乐多发展历程对比

我国在饲料微生态制剂产业化开始于 20 世纪 90 年代，且一直紧跟世界微生态产业前沿，早期在“七五”“八五”期间，一些科研单位及院校在饲料酶制剂、微生态制剂、微生物发酵工农业废弃物生产饲料蛋白等方面很多成果。何明清教授在“八五”主持国家科技攻关项目《饲用微生物添加剂的研究》，使大量的微生物添加剂进入到临床推广研究。我国农业部于 1996 年底批准蜡样芽孢杆菌、枯草杆菌、乳酸杆菌、粪肠球菌、酵母、噬菌蛭弧菌 6 个菌种生产微生物兽药；1999 年 6 月公布干酪乳杆菌、植物乳杆菌、粪肠球菌、屎肠球菌、乳酸片球菌、枯草杆菌、纳豆芽孢杆菌、嗜酸乳杆菌、乳链球菌、啤酒酵母、产朊假丝酵母、沼泽红假单胞菌 12 种可直接饲喂动物，允许使用的饲料级微生物添加剂菌种。目前我国微生态制剂产业已经建立了动物微生态制剂标准化生产体系，相关菌种的安全性评价、质量控制、生产工艺及配套设施和技术服务标准，打造出了中国特色的微生态制剂产业发展模式。

广泛应用动物微生态制剂产品，将给中国的饲料行业和养殖业带来极大的变化，推动整个农业领域的发展和技术水平的提高。但是国内微生态制剂正处于发展阶段，其产业化也具备一些不足之处，如各生产厂家生产工艺不一，造成产品质量参差不齐，再加上用户选择和使用不当，而出现使用效果不同、褒贬不一的局面，影响了微生物作为抗生素替代饲料添加剂的发展。但是随着新技术的开发应用，分子生物学和基因工程释放技术的发展，微生态制剂在动物养殖领域的益生机制会越来越明确，使用会越来越规范，为整个养殖业带来良性发展。

三、国际食用菌产业发展历程

产业是社会分工和生产力不断发展的产物。随着蘑菇产业的发展壮大，在民间组织的基础上，世界蘑菇生产国相继建立了全国性的食用菌行业协会。食用菌协会具有以下三个方面的功能。

（1）组织功能　食用菌协会可以将食用菌栽培、加工、销售、科研、培训等相关企业、单位和个人组织起来，共同发展，打造行业品牌。

（2）技术和信息交流功能　协会的工作还包括组织开展食用菌科学研究和技术创新；加强行业内的信息交流和相互合作；统计和发布生产、消费和贸易信息；开展人员培训、咨询宣传活动；拓展市场，引导消费。

（3）规则和标准的建立　规范生产、加工和市场秩序，制定生产标准和质量标准，通过行业自律促使本国食用菌行业健康有序地持续发展。同时也建立了全球性的蘑菇行业组织——国际蘑菇学会（International Society for Mushroom Science，ISMS）。我国于1987年成立了中国食用菌协会的行业性组织，1993年食用菌学术性团体组织中国菌物学会从中国植物学会真菌学会独立出来，并于2000年加入中国科学技术协会，成为食用菌科研、教学及生产科技工作者交流成果转化的俱乐部。食用菌相关的各类协会和组织出现，同时关于食用菌重要的交流会议也开始每隔一段时间举行，其出现的先后见图1-3。这些组织的出现是随着工业化出现和发展，食用菌产业从欧洲到美洲到亚洲而后到非洲的过程，也是食用菌现代科技发展推广过程，从荷兰建立的第一个现代化食用菌工厂到美洲的规模化生产，而后到日本智能化在食用菌领域的应用。随着中国食用菌产量和质量的提升，以及“一带一路”沿线上食用菌种植产业的迅速发展，比较有代表性的是乌干达蘑菇种植协会的建立，可以看出产业的发展与经济和交流发展密不可分。

20世纪30年代，纯菌种、谷粒种、标准化菇房设施等极大地促进了双孢蘑菇产量提高，推动了欧美食用菌产业化进程。

20世纪50年代，日本发展了香菇段木栽培技术，促进了香菇产业，1960年产香菇4.8万t，1970年16万t。

20世纪60年代中后期，欧美双孢蘑菇实现了工业化栽培，产量一直稳定增长。

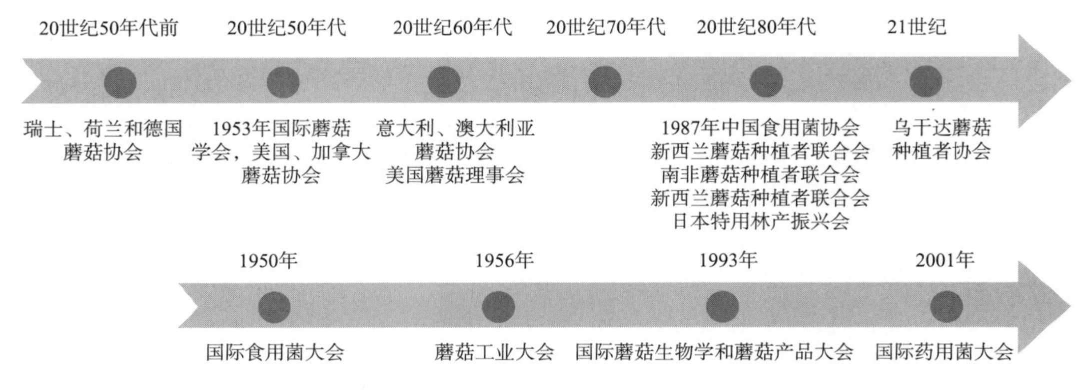

图 1-3　食用菌行业组织成立时间及其重要会议开始举行时间

20 世纪 70 年代以前，世界食用菌产业主要集中在荷兰、德国、法国、英国、意大利、美国等发达国家，产品几乎为单一的双孢蘑菇。20 世纪 70 年代初，日本完成了瓶栽模式的木腐菌工厂化栽培技术，栽培的品种由金针菇一种，逐渐增加到滑菇、灰树花、杏鲍菇、白灵菇、斑玉蕈、离褶伞、香菇等数种，保持食用菌产业持续稳定发展。

1974 年，第九届国际食用菌大会在日本的召开，推出了香菇、糙皮侧耳、滑菇、金针菇等栽培技术和产品，产业逐步向日本、韩国、中国等国家转移。

近年来，全球食用菌产量基本稳定，主要生产国家为美国、日本、荷兰、韩国、波兰、越南、西班牙、法国、泰国和英国。

四、国内食用菌产业发展历程

我国是世界上最早食用和培育食用菌的国家，但应用科学方法栽培实现产业化却起步较晚。其产业历程如下：

1950 年起，逐步采用“人工培养的纯菌丝体菌种接种菌床或段木”技术，即“新法栽培”来指导食用菌生产。

20 世纪 60 年代，菌种制备技术基本成熟，双孢蘑菇和香菇人工接种成功。

20 世纪 70 年代初期开始进行香菇、双孢蘑菇等的人工接种技术研发，促进了食用菌栽培种类的增加。

1972 年刘纯业发明的棉籽壳栽培糙皮侧耳技术为木腐型食用菌基质原料开发开辟了新思路。此后，玉米芯、大豆秸等广泛应用于食用菌生产，扩大了食用菌产业规模。

20 世纪 80 年代初期，彭兆旺等发明的人造菇木栽培香菇技术逐渐被扩大应用到多种食用菌栽培，形成了多种类的袋式立体栽培，促进了产业效益提高。

1987 年，我国香菇产量超过了日本，世界食用菌产业开始向我国转移。在短短的几十年内成为食用菌生产大国和出口大国。

目前，我国食用菌产业在栽培业中排名第六位。可进行人工栽培的食用菌有 60 多种，主要包括香菇、黑木耳、平菇、金针菇、双孢蘑菇、毛木耳、杏鲍菇、真姬菇、茶树菇、滑菇、银耳、秀珍菇、草菇、鸡腿菇等。2018 年全国食用菌总产量 3842. 04 万 t，占世界总产量的 70%以上。

五、国际微藻类产业发展历程

1788 年，总部设在印度钦奈的 E. I. D. Parry 成立，该公司是原始的藻类养殖雏形，不是真正意义的现代工厂化养殖。目前主要在营养食品领域，提供有机螺旋藻、小球藻和微藻产品。

1973 年，墨西哥 SosaTexcoco 公司建成投产世界上第一座螺旋藻工厂。此后，螺旋藻大规模养殖在全球范围内得以逐步推广。

1976 年，Earthrise Nutritionals 公司成立，总部设在美国加利福尼亚州，主要从事螺旋藻的生产。该公司拥有 108 英亩（约 $44hm^2$）的螺旋藻农场，并为全球 20 多个国家提供螺旋藻和螺旋藻产品。2005 年公司被现在的 DIC 公司全资收购。

1977 年，DIC 公司在泰国的曼谷成立 TheSiamAlgae 有限公司（SAC），1978 年投产。1983 年该公司又在美国加利福尼亚州建立 EarthriseFarms 螺旋藻公司生产螺旋藻。

1984 年，美国 Cyanotech 公司在夏威夷建立，该公司是一家从事微藻天然产品的种植和生产的企业，拥有 90 英亩（约 $36hm^2$）微藻养殖池，也是最早进行雨生红藻产业化的企业。

1988 年，专注于微藻产品开发的英国 Quorn 公司成立；随后越来越多的微藻产品开发公司成立，微藻产品逐渐成为产业发展的主要方向。

2013 年，位于美国圣迭戈的 Triton Algae Innovations 成立。公司的藻类产品以绿、红、黄藻三类产品为主，其中红藻产品能够用于生产植物肉，使其品相和营养价值都更接近真实的肉类。到目前为止，公司累计获得 1000 万美元的融资。资本逐渐在微藻产业发展中渗透。

2015 年，专注于微藻类产品和解决方案、食品和饲料应用的 Allmicroalgae 公司成立，是欧洲为数不多的微藻生产商之一。

2019 年是微藻开发快速发展的一年，越来越多的药品和食品跨国公司参与到微藻产品的开发中。4 月，澳大利亚 Has Algae 成立，该公司的技术可以实现在海洋或陆地上的专门农场中耕种海洋微藻和大型藻类经济作物，从中生产富含蛋白质的食品，或者添加到面条、饼干等食品中，增加蛋白质食品供应。5 月，Algatech 公司宣布被法国制药公司 Solabia 集团收购。Solabia 的战略投资将支持前者继续专注于研发活动和新产品开发，同时扩大其生产能力，以维持全球对微藻日益增长的需求。11 月，Corbion Biotech 和雀巢公司签署了一项联合开发协议，创建一个基于微藻成分的新一代平台，可以提供可持续的、美味的、高营养的植物性产品。

六、国内微藻类产业发展历程

由于微藻对气候，水源及阳光等特殊需求，我国微藻产业主要在东南区域发展，南北兼有，西部较少，产业存在明显集中分布特点。虽然在 20 世纪 60 年代时为了弥补粮食短缺，小球藻一度成为蛋白质来源的供应原料之一，但是微藻产业的实际发展始于 1976 年我国台湾远东生物科技股份有限公司成立。具体历程包括：

20 世纪 50 年代，中国科学院水生生物研究所在对小球藻进行研究和扩大培养，在

20 世纪 60 年代，弥补了人民蛋白质摄入不足的问题。

1976 年，台湾远东生物科技股份有限公司成立，总部设在台北市，这是一家从事微藻高附加值产品开发和商业化的企业。公司生产小球藻、螺旋藻、红藻三种营养微藻产品。

1989 年，云南程海湖建成第一座螺旋藻工厂化生产中试基地。开启了我国微藻产业快速发展的新阶段。

1990 年，我国对海水螺旋藻 SCS 藻株完成了大面积生产试验。

1990 年，在深圳成立了我国第一家蓝藻生物公司，与广州光华药业股份有限公司合作研制出奇珍牌天然螺旋藻片。

1992 年，中国科学院南海海洋研究所与深圳海王集团建立了国际上第一个海水螺旋藻产业化基地。

1992 年，海南省盐业总公司与海南省食品科学研究所联合开发螺旋藻系列产品，包括螺旋藻胶囊、螺旋藻营养米粉、螺旋藻营养面条和螺旋藻天然氨基酸口服液、天然氨基酸冲剂以及螺旋藻营养保健盐等。

1994 年，福清市新大泽螺旋藻有限公司和东台市赐百年生物工程有限公司相继成立。新大泽拥有一个藻类技术研究所，养殖基地总面积 100 多万 m^2，主要分布于福建、江西、海南三省，年产螺旋藻 1000 多 t，为世界主要的螺旋藻供应商之一，而且在小球藻、盐水藻、血球藻等营养食用藻的养殖科研及深加工方面居同行业前列。盐城赐百年生物科技有限公司从事螺旋藻和小球藻的开发、生产、销售和研究。公司主要生产螺旋藻粉、螺旋藻粉、藻青蛋白粉等产品，拥有 60 万 m^2 的生产基地。该公司为 30 多个国家的客户提供服务。

1997 年，云南绿 A 生物工程有限公司成立，是螺旋总投资 5 亿元，固定资产 4 亿元，是一家从事微藻产品的开发、养殖、生产、销售和研究的高科技外资企业。公司每年生产 3000t 微藻（螺旋藻、小球藻和雨生红球菌），用于保健品、医药、化妆品和食品等领域。其中，高品质天然螺旋藻粉年产量为 1000t，占世界总产量的 40%。

2001 年，青岛海之骄生物科技有限公司成立，该公司从事螺旋藻和小球藻及其相关产品的生产和销售。公司拥有 7 个养殖基地，面积达 100 万 m^2。公司年产螺旋藻 1000t，年产小球藻 150t。90%的产品销往世界 30 多个国家，10%销往国内市场。

2006 年，内蒙古再回首生物工程有限公司成立，是一家从事螺旋藻栽培、收获、干燥的专业公司，拥有 63 万 m^2 的藻类养殖基地。公司产品主要销往河北、河南、四川、江苏、北京、上海、天津等国内市场，并向欧盟、美国等国家和地区出口 200t 螺旋藻粉。

21 世纪初期，我国微藻行业无论是科研还是产业都集中在能源行业。随着人口的老龄化发展，根据世界微藻产业发展趋势，我国微藻产品开发将成为产业升级和发展的关键。

七、国际食用菌、益生菌、微藻类等保健食品产业发展历程

（一）国际食用菌类保健食品的产业发展历程

欧美栽培食用菌的发展史几乎就是双孢蘑菇的发展史。应用近代科学方法栽培食

用菌起源于法国的1707年双孢蘑菇，从矿洞巷道栽培直至1910年美国双孢蘑菇标准化菇房的发明，推动了欧美工业化国家菇业生产的工业化、集约化和产业化进程。20世纪30年代末期，欧美的双孢蘑菇实现了标准化栽培，此后产量逐年增长。双孢蘑菇迅速实现了工厂化栽培。日本的椴木栽培香菇，由于人工纯菌种技术、人工接种技术和栽培治理的科学化，其主宰香菇世界市场达半个世纪之久。

20世纪70年代以前，世界食用菌产业主要集中在荷兰、德国、法国、英国、意大利、美国等欧美发达国家，种类几乎是单一的双孢蘑菇。1974年第九届国际食用菌大会在日本的召开，推出了香菇、平菇、滑菇、金针菇等多种食用栽培技术及其产品。

（二）国际益生菌类保健食品的产业发展历程

1919年，伊萨克·卡拉索在西班牙巴塞罗那创立了公司（达能前身）。而且，他常常召集许多博士医生到工厂讨论酸乳的益处。

1930年，医学博士代田稔博士在日本帝国大学（现在的日本京都大学）医学部的微生物学研究室首次成功地分离出来自人体肠道的乳酸杆菌，并经过强化培养，使它能活着到达肠内。这种菌后来引用代田博士的名字，取名为 *Lactobacillus casei strain Shirota*。这就是后来被称为养乐多菌的益生菌。

1935年，乳酸菌饮料“养乐多”问世，益生菌开始走向产业化。

1948年，德国特福芬第一次将益生元应用于消化功能较弱和早产儿的乳制品。

1989年，三得利公司率先实现低聚木糖的工业化生产，日本 Calpis 食品工业公司生产的“益生元 CC”是世界第一个含低聚糖的功能性饮品。

2000年，日本消费者厅批准明治 Meiorigo 为特定保健用食品，益生元开始走向 B2C（商对客电子商务模式）应用。

（三）国际微藻类保健食品的产业发展历程

20世纪70年代以来，许多国家进行了螺旋藻的工业化生产和试验，并取得一定进展。例如，在意大利中部的佛罗伦萨（Florence）进行了小型开放池（$100m^2$）的生产试验，在夏季高峰月份中获得日产量为 $14g/m^2$（干重），年产量达 $18 \sim 22t/hm^2$。在意大利南部，由于气温暖和，每年能生产300d以上，螺旋藻生长在厚0.3cm、直径为14cm的聚乙烯管道中。管道被排列为一个封闭循环系统，以增加对太阳能的吸收。在夏季，日产量达 $15g/m^2$，冬季为 $10g/m^2$，年产量可达 $40 \sim 50t/hm^2$。

八、国内食用菌、益生菌、微藻类等保健食品产业发展历程

我国的保健食品产业是继1978年改革开放后迅速发展起来的，20世纪90年代起，我国保健食品产业迅速崛起。由于保健食品行业监管宽松、利润高等特点，大量保健食品生产企业进入行业市场。据悉，1996年中国保健品生产企业数量超过了3000家。但据检索数据统计，此时获批的食用菌、益生菌、微藻类保健食品的占比少，且同类产品剂型单一，配方及功能简单，且迫于技术条件与研究现状不足，相关产业的发展也十分滞后。

在我国保健食品产业经历了起步到发育的阶段后，开始呈现出需求强劲、市场繁荣、产品增多、产量攀升、剂型发展较快的阶段特点。1996年6月1日，卫生部颁布

《保健食品管理办法》，同年7月又颁布了《保健食品评审技术规程》和《保健食品功能学评价程序和方法》，并规定保健食品的功能评价要在卫生部认定的功能学检测机构进行，实行省级和卫生部两级审批制度。2001年3月，卫生部针对益生菌及食用菌类保健食品发布了《卫生部关于印发真菌类和益生菌类保健食品评审规定的通知》（卫法监发［2001］84号）。此后，2005年国家食品药品监督管理局发布《关于印发〈营养素补充剂申报与审评规定（试行）〉等8个相关规定的通告》，公布了完整的可用于保健食品的益生菌、食用菌菌种名单。新资源食品的公告不断出台，同年《保健食品注册管理办法（试行）》正式出台，该阶段各类保健食品产业结构进入调整阶段。食用菌、益生菌、微藻类等保健食品的评审监管工作开始走向科学、规范的管理。同时随着国民经济的增长和人们的需求激增，市面上食用菌、益生菌、藻类等保健食品相关的产品也越加丰富多样，产业发展得到了良好的推进。

2013年以后，随着互联网经济的发展和消费升级的观念不断深入人心，海外保健品品牌在中国风靡，市场竞争加剧。许多已在我国颇具规模的保健品企业纷纷加强与国际品牌的合作。我国食用菌、益生菌、藻类保健食品产业朝着更精细化、集中度更高和品质更高的方向发展。2016年7月，国家食品药品监督管理总局发布了《保健食品注册与备案管理办法》，保健食品的生产销售实行“注册+备案”双轨制，加速行业规范整顿。同时，保健食品归于特殊食品分类，并用“蓝帽子”标识，使得食用菌、益生菌、微藻类等保健食品的产业走向规范及有序发展。

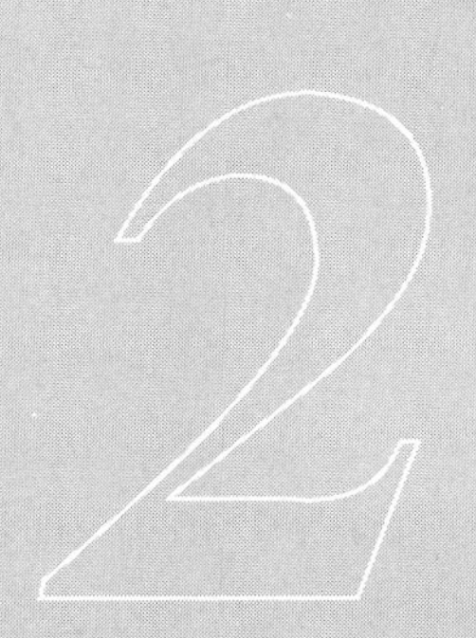

第二章　微生物健康产业的整体发展态势

健康产业是与人类身心健康紧密相关的生产和服务领域的新兴产业，涉及医药产品、保健品、食品、医疗器械、休闲健身、运动康复、健康管理、健康咨询、养老服务、医疗服务等领域的制造和服务活动。在世界范围内，健康产业的产值年增长率为25%~30%，约为世界 GDP 增长率的 10 倍。微生物健康产业是健康产业的重要组成部分，作为可以调节人群身体机能，改善健康状况的微生物健康产品，将成为拉动大健康产业、推进健康中国建设的主力军，微生物健康产业将迎来历史上的黄金时期。

第一节　微生物健康产业的市场发展态势

当今，人类社会正面临着人口、食物、资源、环境等问题的挑战，微生物产业对于解决这些问题具有举足轻重的作用。近年来，在全球消费者注重身心健康的背景下，传统微生物产品的市场竞争力逐渐降低，各国企业纷纷利用微生物技术研发和生产新型微生物健康产品，特别是益生菌、微生物提取物等新型微生物健康产品呈现出迅猛的增长态势，市场表现远超预期。中国将成为全球健康产业的最大市场，而且“健康中国”战略明确指出：到 2030 年，健康服务业总规模将达到 16 万亿元，对中国企业来说既是机遇也是挑战。

一、消费者需求逐步扩大

随着经济发展，消费者对微生物健康产品的需求日益增加，随之而来的微生物健康科普热潮席卷全球，反映了当代消费者对健康关注度不断提高，微生物健康产业在经济文化发达城市已初露头角。另外，由于工作、生活等多方面的压力较大，亚健康人群数量在不断增加，并且人们在观念上越来越认识到微生物产品对于健康的重要作用。同时，人口老龄化规模和速度在加快，2019 年，日本 65 岁以上人口比例达到了27%，意大利为 23%，德国为 21%，我国达到了 11%。2019 年，联合国报告中的推算数据显示，到 2050 年世界人口将达到 98 亿人，其中 65 岁以上的老年人口将超过 15 亿人，占总人口的 16%，势必会为微生物健康产业的发展带来机遇。

二、微生物产业正重塑世界健康产业新格局

微生物健康产品供需将继续快速增长，尤其是在亚太地区。以保健品为例，亚太地区是全球第二大保健品消费市场，规模仅次于美国，年销售额超过全球总额的 40%。另外，随着亚洲中产阶级人数的不断增长，再加上日益严峻的人口老龄化问题，急速飙升的亚健康状态以及西方公司的进驻投资，这些将会共同推动了亚洲微生物健康产品市场的需求增长。

三、市场规模逐步扩大

从经济效益看，健康产品消费对整个国民经济发展的推动作用日益凸显，微生物健康产业在国民经济中所占的份额也稳步提高。以保健品为例，2018 年中国保健协会数据显示，我国每年保健品的销量已经超过 2000 亿元，居世界第二位。由此可见，微

生物健康产业将迎来广阔的发展前景。

四、产品结构呈现多样化

微生物健康产业包括食用菌、益生菌、螺旋藻的上游及下游产品，产品种类丰富，可满足全球不同消费者对健康产品的需求。随着健康产业链不断完善，新的益生菌、食用菌、螺旋藻等微生物健康产品不断涌现，并且这些产品也呈现多样化趋势，除了保健品外，普通食品种类逐渐增多。健康需求也不再局限于生病后食用，而是更注重未病先治。另外，老年、妇女及儿童用微生物健康产品市场发展速度将加快。

五、技术突飞猛进为微生物健康产业提供了更为广阔的空间

微生物技术的发展，给全球微生物健康产业的发展注入了一针强心剂，世界各国政府和企业纷纷投入巨额资金开发以现代生物技术为核心的微生物健康产品来抢占市场。尤其是被誉为人类"第二基因组"的肠道菌群已经成为热点研究领域之一，且已表明这些高度多样化、数量惊人的肠道菌群对我们的健康至关重要。随着技术发展，基于肠道微生物组学研究成果必将成为微生物健康产业的创新的动力与源泉。

六、国际一体化进程加速

目前，全球微生物健康经济发展很快，微生物健康产品新型企业经营业绩大大好于传统企业，前景十分看好，吸引了大型跨国集团投入。另外，国际贸易关税逐步降低，非关税壁垒日趋减少。再加上国际著名微生物健康产品企业正加速其产品、技术、资金、市场等向发展中国家渗透，合资、独资企业不断涌现，市场的国际化不可避免。

第二节　微生物健康产业的企业竞争格局

企业是市场活动的主体，竞争格局的演变会透视出产业发展的诸多特点。目前全世界微生物健康产品企业有数百家，国外或跨国公司以其雄厚的科技、资金实力，在世界微生物健康产业市场上占有较大份额，并且控制了大部分高端市场。我国的微生物健康产业仍处于发展的初期阶段，国内企业的规模相对较小，集中度相对较低。近年来，国际知名微生物健康产品企业纷纷把生产基地转移到中国，扩大了国内微生物健康产品的市场规模，迅速提高了微生物健康产品制造的整体水平，但同时也加剧了国内微生物健康行业的市场竞争。

一、菌种资源竞争是核心

微生物健康产业的核心要素是菌种资源获得、稳定制剂加工等。目前，掌握关键菌株的供应商主要集中在国外少数几个公司手中，见表2-1，这决定了微生物健康产业的成本因素，而又由于微生物健康产品具有改善肠道菌群、平衡营养等功能，再加上替代品较少，影响因素较小。此外，目前菌种生产企业主要包括菌种掌握者、菌种使用者以及二者之间，产业有一定壁垒，潜在竞争者少。

表 2-1　　菌株主要供应商

公司	代表菌株
Chr. Hansen Holding A/S（科汉森）	*Bifidobacterium animalis* Bb-12
Danisco（丹尼斯克）	*Bifidobacterium lactis* Bi-07、*Lactobacillus acidophilus* NCFM、*Bifidobacterium lactis* HN019™、*Lactobacillus rhamnosus* HN001™
Yakult（养乐多）	*Lactobacillus casei* strain Shirota
Lallemand（拉曼）	*Lactobacillus helveticusRosell//*® - 52、*Bifidobacterium infantisRosell//*® - 33、*Bifidobacterium bifidumRosell//*® - 71、*Lactobacillus helveticusRosell//*® - 52、*Bifidobacterium longumRosell//*®-175
Probi（普罗比）	*Lactobacillus plantarum* 299v
Danone（达能）	*Bifidobacterium animalis* DN-173010
Proctor & Gamble（宝洁）	*Bifidobacterium infantis* 35624
BioGaia（拜奥）	*Lactobacillus reuteri* DSM17938、ATCC PTA 6475、ATCC PTA 5289
DSM（帝斯曼）	*Lactobacillus acidophilus*（Lafti L10）、*Lactobacillus casei*（Lafti L26）、*Bifidobacterium*（Lafti B94）

二、区域竞争优势明显

在生产技术和质量控制方面，西方发达国家一直处于相对优势水平，但不同的微生物健康产品也存在区域竞争差别。例如益生菌市场，竞争区域主要集中在亚洲、北美和欧洲三大区域。中国食品科学技术学会益生菌分会数据显示，亚太地区益生菌消费市场规模高达全球规模的47%，其次是欧洲22%、北美16.5%（图2-1）。在亚太地区，发酵食品具有古老的传统，所以对益生菌的认识度较高，中国则是亚洲市场最大的竞争市场。另外，欧洲是益生菌重要的消费市场，近年的消费量以年均15%左右的速度增长，也是一个竞争热区。随着北美对食用“活性菌”这一理念接受程度的提高，北美也逐渐成为全球益生菌膳食补充剂的竞争地区。

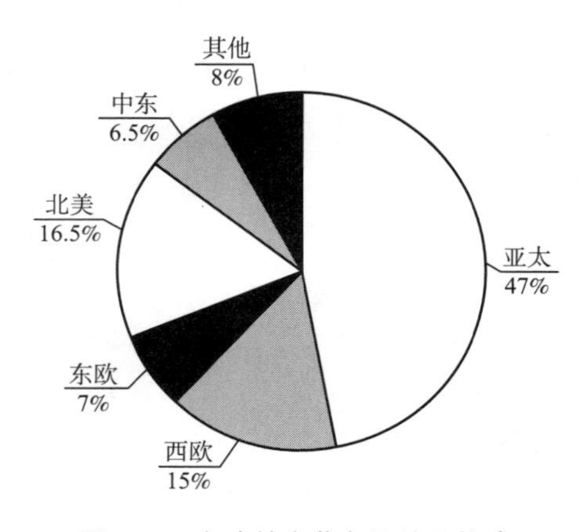

图 2-1　全球益生菌市场地区构成

三、部分产品形成垄断格局

随着微生物健康产业的不断发展，资本的不断涌入，产能扩张较快，价格将呈下降趋势，行业整体利润水平有所下降，工艺先进、技术水平高、营销渠道通畅的企业将逐步占据龙头地位。部分产品形成了垄断格局，以益生菌酸奶为例，全球前十大品牌中，法国 Danone（达能）的 Activia 酸乳市场占有率最高，市场增速较快；日本的 Yakult（养乐多）产品市场占有率也非常高。对于益生菌膳食补充剂产品而言，前十大品牌主要被少数跨国企业霸占，例如法国的赛诺飞-安万特集团，日本的大正制药株式会社，美国的宝洁公司、诺华集团、辉瑞公司、Amerifit Nutritio 公司，意大利的 Sofar SpA、Sigma-Tau Industrie Farmaceutiche Riunite SpA、Montefarmaco SpA 公司以及德国的拜耳公司等，中国还没有企业挤进益生菌膳食补充剂前十大品牌。

四、产品同质化程度较高

从产品方面来看，微生物健康产品同质化程度较高。微生物健康产品总体尚属产品研发，市场培育和发展阶段：产品特色优势不明显，创新能力不足，产品单一，趋于同质化，加剧同类产品市场竞争，致使企业效益低，整体发展缓慢；部分微生物健康产品大多集中在免疫调节、肠道调节、缓解体力疲劳等几个方面，产品同质化程度较高。

五、价格竞争趋于激烈

部分微生物健康产品行业内企业数量较多，企业间的竞争比较激烈。国际型企业在生产管理、质量控制、品牌宣传等方面具有较大优势，他们以不同方式进入本地市场，对本地市场产生了一定影响。因此，随着微生物健康产业的不断发展，资本的不断涌入，产能扩张较快，价格将呈下降趋势，部分技术管理水平较低的企业将会被淘汰，行业整体利润水平有所下降。一些工艺先进、技术水平高、营销渠道通畅的企业将逐步占据龙头地位。再加上微生物健康产品属于保健品或零售业范畴，市场化程度高，买方议价能力较强，企业竞争会更加激烈。

六、质量与品牌的竞争

由于欧美市场的竞争较亚洲市场更为激烈，所以发达国家纷纷从质量方面着手提高自身的国际竞争力。近年来，依靠技术进步，微生物健康产品开发技术进一步升级换代，大幅度降低生产成本，提高了产品质量，促进了全球微生物健康产业快速发展。伴随着经济新常态，微生物健康行业也呈现出一系列新特征，对微生物健康产品的需求将由对量的追求转变为对质的需求。另外，品牌是综合反映企业竞争实力和营销绩效的重要因素之一，随着微生物健康企业之间竞争的逐渐加剧，品牌效应对市场选择的影响力逐渐增强。各企业将会进一步加大品牌的建设力度和宣传范围，突出产品质量和效果等消费理念，进一步增强品牌知名度，拓展品牌对市场的影响力。

第三节 微生物健康产业的技术发展趋势

20世纪以来，特别是第二次世界大战以后，学科交叉和综合趋势突出，科学和技术进一步融合，科技成果转化速率大大加快，原始科学创新、关键技术创新和系统集成的作用日益突出。随着全球科技发展日新月异，科技创新成为微生物健康产业快速发展的核心，特别微生物、基因、细胞等科技方面的突破，增强了产业竞争力，促进了微生物健康持续发展。

一、微生物种质资源挖掘与保藏技术

微生物菌种资源的占有已成为国家综合国力体现的一个重要方面。随着微生物健康产业在健康产业中比例不断提高，发达国家和企业将微生物种质资源作为产业竞争的重要因素，正在加紧开展微生物资源的挖掘工作。在微生物资源挖掘和鉴定方面，现代分子标记技术的应用为微生物种质资源分类鉴定评价提供了一个新的方向，利用组学及现代先进测序技术为基因组时代从微生物中快速寻找和筛选功能分子提供有力的支撑。另外，微生物菌种保藏是保证菌种质量的前提和基础，建立科学有效的微生物菌种保藏方法，不仅可以使菌种保存优良性状，保持其稳定性、活力与产量，而且对于后续种质资源的保存及利用都有极其重要的作用。目前，食用菌保藏主要在开展冷冻真空干燥、培养基保存、矿油封藏法、液态氮超低温冻结法等。

二、微生物健康产品功效稳定性保护技术

保护微生物菌剂或功能性成分，使其不被破坏，才能更好地发挥作用。以益生菌为例，要保持其存活率，要做到加工过程中保持益生菌的益生特性，并改善它们在胃肠道中的存活率和稳定性。由于益生菌活性与配料的水分活度、产品储藏的温度及时间紧密相关，为此，研究益生菌产品在货架期内维持有效剂量、保证菌株活性是产品研发急需解决的问题。目前，益生菌产品的保护技术主要包括喷雾干燥、冷冻干燥和包埋等。其中，采用微胶囊包埋的技术是一种广泛采用的能有效保护益生菌的活性，抵抗不良环境影响的技术手段，如何开发优质的包埋基质以及益生菌与酶制剂、益生元配合等技术成为研究的重点之一。

三、微生物健康产品功能评价技术

微生物健康产品功效评价包括微生物、免疫、营养、基因组、蛋白质组、代谢组、生物信息学等众多学科方面的技术。近年来，肠道微生态与人体健康的联系成为热门研究领域，包括益生菌与健康、益生菌与肠道微生态成为研究的重点，随着基础研究的深入以及科技成果的推进，都为准确地评价和筛选具有特定功能的微生物健康产品奠定了基础。基于生化免疫、聚合酶链式反应（PCR）、芯片、测序、生物信息学等技术集成，开展微生物健康产品功效评价，进一步揭示微生物群落和益生菌在生物体内所发挥的作用，阐明微生物健康产品对机体的功能机理，为推进开发适合不同消费者

的微生物健康产品提供支撑。另外，对于益生菌的功能性研究，逐步由充分研究单菌株功能转向复合菌的功能性研究。

四、微生物健康产品功效成分提取及检测技术

凭借微生物健康产品调节免疫、抗氧化、降血脂和降血糖等功效的证实，一些微生物健康产品逐渐进入市场。但是，目前提取的功能活性成分不稳定、剂型单一。为此，需要借助超临界、膜分离、超微粉碎、微胶囊等各种技术，研发功能成分清晰、作用机理清楚、功效明显、产品稳定性高的具有特色风味、营养和功能的食品配料。另外，随着近红外光谱、拉曼光谱等无损快速分析技术的发展、酶联免疫技术在功能分子检测领域的不断探索，基因测序、指纹图谱技术在产品鉴别及质量评价中的广泛应用，以及液相色谱-质谱、气相色谱-质谱等各种新型分析技术的发展，开展微生物健康产品中特色功效成分、风味物质以及营养成分的快速检测技术开发成为可能。

五、微生物健康产品精深加工技术

微生物在不同领域的更多创新应用突破了传统，这得益于最新的科研技术发展，使其更多产品上市变为可能。除了益生菌在乳制品、饮料等微生物健康产品技术升级外，各企业加强了益生菌在其他产品的应用开发。食用菌健康产品研究主要集中于无毒性、无公害、无污染的微生物健康产品质量调控技术，以减少有害微生物对微生物健康产品的危害；食用菌发酵技术、新型联合干燥技术、粉碎技术、膨化技术、微波技术等，进一步提高产品得率和功能性成分稳定性，促进食用菌产品向精深加工方向发展。

3

第三章　微生物健康产业的细分产业发展

约35亿年前，地球上就出现了细菌。在与人类和动植物长期的共进化过程中，彼此相互依存，相得益彰。进入21世纪，随着人类对经济社会可持续发展的新认识，微生物在地球生态系统中的作用以及与人类健康、环境、能源、农业等持续发展的关系越来越受到重视，益生菌、食用菌、微藻类等微生物健康产业的研究和开发受到了广泛关注。

第一节　益生菌领域的微生物健康产业发展态势

2011年，世界卫生组织对益生菌的定义为“活的微生物，通过摄入足够数量，对宿主起有益健康的作用”。随着肠道菌群与宿主健康间的关系的深入研究，益生菌产品逐渐被消费者所接受，益生菌产业得到了迅猛发展。

一、益生菌领域微生物健康产业的市场发展态势

（一）益生菌产业的市场发展态势

全球益生菌市场增长速度十分迅速，据2020年1月BBC Research最新发表的数据报告中指出2019年全球益生菌市场销售总额达到484亿美元，预测在2019年至2024年，复合年增长率（CAGR）可以达到为7.4%，而且益生菌市场中，除了食品行业之外，化妆品行业中益生菌的应用潜力大，可能是未来益生菌消费市场的又一大趋势。在益生菌市场中，食品饮料类占据主要市场，在食品饮料类产品中非乳类益生菌产品颇受消费者欢迎，2019年全球创新指数（Global Innovation Index，GII）报告*Probiotics market-growth，trends and forecast*（2020—2025）中称最大的益生菌市场仍然是功能性食品和饮料，消费者对非乳类益生菌产品的需求增加，可能因为其乳糖和胆固醇含量更低，并且食用更方便，另外还有一些新型益生菌食品同样受到欢迎，包括果汁、非乳制品饮料、蔬菜、谷物类产品、巧克力类产品、加工肉类等。目前益生菌产品中增速最快的一类产品是膳食补充剂，据2019年GII市场调查报告*Probiotics in food，beverages，dietary supplements and animal feed*中指出，益生菌市场进一步细分为食品饮料、膳食补充剂以及动物饲料，食品饮料市场将从2019年的329亿美元增长到2024年的468亿美元，在2019—2024年的预测复合年增长率为7.3%；膳食补充剂市场预计将从2019年的90亿美元增长到2024年的132亿美元，在2019—2024年的预测期内，复合年增长率为8.1%；动物饲料市场在2019年市场份额为65亿美元，从2019—2024年的年复合增长率高于7.4%。从这份报告中可以看出膳食补充剂市场份额增速最快，相对于食品市场，动物饲料市场的增速同样很快。目前市场中饲用菌种主要有乳酸菌类、芽孢杆菌类以及酵母菌类。乳酸菌类主要应用的有嗜酸乳杆菌、粪链球菌和双歧乳杆菌等。乳酸菌是最典型的调节肠道菌群平衡的益生菌资源，它能有效抑制有害菌的生长繁殖。芽孢杆菌类常用的有地衣芽孢杆菌和枯草杆菌等。芽孢杆菌可以分泌蛋白酶、淀粉酶等，促进饲料消化吸收，同时产生抗菌物质，抑制有害菌的生长，并且芽孢杆菌大多为好氧益生菌，能消耗机体肠道中的游离氧，产生大量有机酸，降低肠道内pH，为益生菌生长创造有利条件。此外，芽孢杆菌抵抗由于其可以产生芽孢，具有很

强的抗逆性，在加工运输过程中不易失活。酵母菌类主要有酿酒酵母、啤酒酵母、假丝酵母和石油酵母等。酵母菌营养丰富，富含维生素、一些必需的矿物质以及饲粮纤维等资源，其细胞壁中还含有葡聚糖和甘露糖等多糖，而葡聚糖可以增强巨噬细胞活性，促进免疫器官发育，增强机体免疫功能，并且酵母菌还能改善反刍动物瘤胃菌群结构和瘤胃环境，动物瘤胃菌群种类及丰度与宿主的营养沉积和机体代谢有密切关系，加入酵母菌可以促进机体的消化吸收，改善肉质。据 Tansparency Market Research 2019 年 10 月出版的市场报告，益生菌的动物饲料市场在 2018 年实现了 119 万 t 的销售量。其增长速度较快的原因可能在于抗生素对人体和环境的不良影响。据调查肉类家畜鸡、猪、牛由于长期饲喂抗生素，耐药菌病原体在 2018 年增长到 121 例；而在肉产品需求量的增加对畜牧业者造成了压力，饲料的消费量逐年上升，为了避免抗药病原体的出现，使用益生菌代替抗生素是动物饲料市场快速增加的主要动力。

由于加工技术的进步，益生菌制剂的产品形式越来越多样化，由最初简单的液态发酵制剂、冻干粉末等逐渐发展出各种剂型和配方，并应用于食品，药品和膳食补充剂中。目前，主要应用的产品包括乳酸菌酸乳、乳酸菌饮料、乳酸菌非乳品饮料以及乳酸菌发酵植物性饮品、果汁等。除饮品外，还被应用于谷物食品中，如益生菌麦片等；应用于保健食品中，如益生菌蛋白粉；此外，还包括益生菌冰淇淋、益生菌巧克力和益生菌奶酪等新品；应用于医药领域，如益生菌胶囊等。医药中最常用的益生菌菌种主要包括乳杆菌类、双歧杆菌类和革兰氏阳性球菌，此外，还有一些酵母菌。目前，市面上常见的益生菌类药品有双歧杆菌三联活菌胶囊、双歧杆菌四联活菌片、地衣芽孢杆菌活菌胶囊、丁酸梭菌活菌片和枯草杆菌二联活菌颗粒等。膳食补充剂属于新型益生菌产品，它主要是将益生菌和不同营养素相调配的混合制剂，近年来越发受到人们的追捧，相关产品包括“益生菌+益生元”“益生菌+维生素”“益生菌+矿物质”“益生菌+植物提取素”“益生菌+保健食品”等。另外，还开发出了多种创新型的益生菌产品，如兼抗龋齿作用及不同风味的口香糖和咀嚼片、含益生菌吸管、专门为婴幼儿而设计的益生菌滴剂以及通用型益生菌存贮瓶盖等。

（二）益生元及合生元产业的市场发展态势

益生元市场的前景更加广阔，益生元种类主要包括乳果糖、低聚果糖、低聚半乳糖、低聚木糖、低聚异麦芽糖、大豆低聚糖、果胶低聚糖、菊粉和抗性淀粉。益生元可广泛用于各种食品，包括乳制品、饮料和健康饮料、婴儿配方食品、肉制品、动物饲料和作为补充剂。低聚糖是主要的产品之一，也是最早开始研究的益生元。低聚糖是淀粉回生的强抑制剂，由于食品原料中的低聚果糖在烘焙过程中能够形成一层棕色的层，因此对乳品和烘焙工业有重要的应用价值。其在面包等烘焙产品中的应用受到许多企业，特别是西方国家和欧洲国家的公司欢迎。低聚糖也用于太妃糖制备、冰淇淋、果冻糖、谷类食品、纤维牛乳和婴儿食品。用菊粉酶水解菊粉产生的低聚果糖作为脂肪替代物，它有极好的口感和类似植物油和脂肪的感官特性，低聚果糖是添加在乳制品和面包中的一种功能性食品成分，可促进有益肠道细菌的生长。全球范围内的益生元应用是由几个龙头企业引领的，日本是相关研究最早也是应用最广泛的国家，日本的明治是全世界最早开发功能性低聚糖的企业，旗下的婴幼儿配方乳粉、酸乳、巧克力、饮料等食品都广泛添加了功能性低聚糖。1984 年，明治开发出 Meioligo，其主要成分为低聚果糖，它的面世也开启了益生元产品的先例。欧洲盛产菊苣，因此主要功能性益生元产品为菊粉，其次是低聚果糖和低聚半乳糖。世界上最大的三家菊粉生产企业比利时的 BENEO-Orafti、Warcoing 及荷兰的 Coscura 几乎占据了全球菊粉产量的 90%，其中 BENEO-Orafti 是公认的益生元行业的鼻祖级公司。现在市面上一些较为常见的益生元产品如比利时 BENEO-Orafti 公司生产的品牌益生元 RAFTILINE 和 RAFTILOSE，成分分别是从菊苣根中提取的菊粉和低聚果糖；还有 Orafti 的 BENEO™ OLIGOFRUCTOSE，它以液体或粉末形式存在，由低聚果糖和天然糖（如葡萄糖、果糖和蔗糖）以不同比例组成；还有 BENEO™ SYNERGY1，它是低聚果糖和菊糖的独特组合，主要目的是改善骨骼健康。法国 Beghin-Say 公司生产的 ACTILIGHT。还有创新产品如法国 Thiriet 公司的低糖冰淇淋，含有添加的益生元低聚果糖，可以改善肠道健康；含有低聚半乳糖的日本养乐多益生元产品 Bifield；家乐氏公司 Crispies Multigrain，是一种含有菊粉的益生谷类食品；含有低聚果糖的能量棒 Fruit bowl prebiotic fruit 10ergy bar 等。还有一些加入低聚糖的健康饮料和运动饮料，美国箭牌公司生产的异麦芽糖和低聚果糖口香糖。总之，益生元低聚糖不仅维持人体肠道健康，还赋予食品加工功能特性。

据 2020 年发布的 *Prebiotics ingredients market-growth, trend and forecast*（2020—2025）报告中写道，益生元制剂市场将以 12%的年复合增长率增长，远高于益生菌市场的年复合增长率。国际益生元市场据 GII 报告 *Prebiotic Ingredients Market: By Type (Inulin, Oligosaccharides, Disaccharides and Monosaccharides); By Source (Roots, Grains, Vegetables, Fruits); By Application (Functional Foods, Dairy Products, Dietary Supplements); By Geography*（2019—2024）中指出 2017 年全球益生元原料市场的份额为 40.17 亿美元，食品和饮料行业的益生元产品主导着全球市场，欧洲是全球益生元产品的最大市场。益生元市场的增长速度可能来源于自身的适用性和多样性，从欧洲市场和北美市场的产品中可以看出新型益生元产品不断增加，新的混合型菌株和定制菌株的出现使产品多样化，而且相较于益生菌来说，可能存在的副作用会降低。益生元还可以作为饲用抗生素而应用在饲料行业，相关研究已达几十年之久，它们是在 2004 年限制使用高铜、高锌等抗生素替代品的背景下而发展起来的，动物通过食用含益生元的饲料，可以有效提高肠道机能，进而提高生长率。早期，饲用益生元主要是通过直接混合配制的方式添加至动物饲料，形式包括干粉、颗粒等。目前在饲料中添加的益生元主要有甘露寡糖、葡聚糖等，作用机制是通过增加绒毛长度、均匀性和完整性来维持肠道健康，还可以作为免疫调节剂，对先天性免疫应答进行调节，提高对细菌和病毒感染的抵抗力，进而提高体重和生长性能。饲料行业的益生元市场占比较小，而且增长速度较慢，据 GII 2020 年初发布的 *Global feed prebiotics market professional survey* 2019 *by manufacturers, regions, countries, types and applications, forecast to* 2025 中写道，全球饲料益生元收入从 2014 年的 1936 万美元增加到 2018 年的 2184 万美元，到 2025 年将达到 3022 万美元，2018—2025 年的复合年增长率为 4.75%。

合生元制剂的增长速度要高于益生菌和益生元，由于其功能效果要高于单一益生菌或益生元制剂，产品进入市场后会引起较大的关注。据 Natural Products Insider 报告 *Market growth of synbiotics, combination digestive health products* 中预测，合生元制剂销售额 2017 年达到 56.6 亿美元，较 2016 年增长 19%。2018—2023 年预计复合年增长率为 9.8%。

（三）我国益生菌产业的市场发展态势

1. 我国益生菌制剂在乳品工业的产业发展态势

伴随着社会的快速发展，居民的健康消费需求也随之发生了转变，医疗科技的进步使疾病的治疗不再是人们对于健康的主要追求，而营养和生态养生则成为人们的新追求。近年来，我国"健康中国 2030"战略提出后，"十三五"规划中实施了多个重大项目，重点专项，一系列扶持、促进健康产业发展的政策出台。益生菌制剂领域的研究成果不断转化为产品，满足了广大消费者们对于健康多样化需求，与此同时益生菌制剂相关企业的数量、产品种类也在不断增多。如今我国益生菌上游产品年产值超过千万的大型公司主要有微康益生菌（苏州）股份有限公司、北京科拓恒通生物技术股份有限公司、河北一然生物科技有限公司、润盈生物工程（上海）有限公司四家。目前，国内益生菌下游龙头企业伊利、蒙牛、光明已经研发出众多酸乳及益生菌饮品，一些明星产品如伊利安慕希、蒙牛纯甄、光明莫斯利安等，还有明星菌株如干酪乳杆菌 Zhang、乳双歧杆菌 V9、植物乳杆菌 P-8 等也已经广为人知。

在我国的益生菌产业发展初期，国家十分重视益生菌的大健康趋势，在"九五"和"十五"期间，将益生菌研究列为重大科研项目，促使这一产业在我国发展有了坚实的基础。在政策的支持下，我国出现了一批新型具有自主知识产权的益生菌菌株；2005 年，中国食品科学技术学会在北京举办首届乳酸菌与健康国际研讨会，时任中国轻工业联合会副会长潘蓓蕾指出了在我国乳酸菌饮料行业发展中的巨大潜力，认为我国的益生菌产业会迅速崛起。在 2008 年，内蒙古农业大学乳品生物技术与工程重点实验室完成了我国第一株乳酸菌的全基因组测序。2009 年，科技部将"乳酸菌资源库建立及益生菌发酵剂和制剂产业化规范"列入"十一五"发展规划中。随着"十二五""十三五"多项重大和重点项目的完成，我国已经完成了大量益生菌菌株的筛选，建立了多个益生菌资源库，并成功开发出了大量自主知识产权的益生菌菌株和终端产品，降低了企业生产成本，提升了企业竞争力和效益，改善了我国益生菌行业落后的面貌。2017 年，第十二届益生菌与健康国际研讨会便以"益生菌：技术及产业化"为主题，旨在促进益生菌的基础研究和产业化升级，实现具有自主知识产权的益生菌菌种、发酵剂及益生菌食品的市场化，加强我国益生菌制品的国际竞争力。2018 年，在第十三届益生菌与健康国际研讨会上指出我国益生菌产业迎来快速发展机遇期。2019 年，在杭州举办了第十四届益生菌与健康国际研讨会，大会指出在我国"健康中国"战略的指引下，我国益生菌产业已经达到近千亿元的市场规模，年平均增速达 14%；但同时也明确了限制我国益生菌快速发展的制约因素，例如怎样突破益生菌菌种的本土化和多元化等瓶颈。2017 年以来，国家发展和改革委员会会同工业和信息化部发布了《关于促进食品工业健康发展的指导意见》，明确指出我国保健品的发展思路，要求重视功能性蛋白质、膳食纤维、糖原、油脂、益生菌类及生物活性肽等；同年，国务院出台了《国民营养计划（2017—2030年）》，也点明要着重开发新营养健康食品，如保健食品、营养强化食品和双蛋白食物等。以上都是国家政府部门依据现有国情而制定和颁布的指导方针，旨在提高我国国民的营养与健康水平；如今，在众多企业面临结构调整、经济快速发展的社会形势下，积极投入益生菌类微生物制剂产业发展将是不错的选择。

益生菌类微生物制剂是由上游产品主要有以益生菌膳食补充剂，动物饲料添加剂以及植物保护菌剂。根据2018年Tansparency Market Research的市场报告分析：益生菌制剂按照形式划分为干燥产品和液体产品；干燥产品可进一步细分为片剂/囊片、胶囊、粉剂/颗粒剂和咀嚼剂等。按照包装又分为盒装、气泡包装、瓶装、袋装、滴管装、背封包装以及其他，盒装产品占收入份额的24.7%，并预期在2018—2026年实现显著增长；其中瓶装产品的年增长率最大，预计将达到8.7%。最近兴起的微生物组学，使得部分益生菌对于肠道菌群的干预机制已经明确，利用益生菌制剂可以调节肠道健康进而预防和治疗疾病。对于畜牧业，益生菌制剂可以达到代替抗生素的效果，还可以减少耐药菌的产生，促进动物生长的作用；而植物类益生菌制剂通常为了使农作物减少病害，提高产量，甚至可以达到降低重金属含量等多种益生功效。在生产生活中广泛使用微生态制剂符合目前大健康的国际趋势，今后会有更多新型益生菌及其产物功能被挖掘出来，成为人们日常生活必需品之一。而对于益生菌制剂的下游产品则种类众多，益生菌发展出的下游产品中，食品行业是市场销售的集中区域。其中占比最大的是乳制品，由于发酵乳产品保质期长，可以提高消化道健康，越来越多的消费者把乳制品当作日常的零食，乳制品中酸乳销售额占比最大，占全球益生菌产业份额的78%。开发出功能更强，对人体益处更大的发酵菌株是未来的乳制品健康趋势。其他发酵产品如发酵饮料，发酵肉制品以及酶制剂，发酵饮料在年轻人群体中更受欢迎，随着消费者转向更健康的生活方式，在他们购买饮料时，正在越来越多地寻找含有天然成分、具有功能优势、良好风味和工艺吸引力更强的饮料。发酵饮料可满足消费者寻求更高层次的需求，如植物性发酵饮料，其低脂低热量的优势，在消费者选择发酵饮料时更具优势。微生态制剂发酵肉制品能够消除难以控制的原生菌群的影响，改善了成品的风味、外观、质地和稳定性，并提供各类人群所需的肉制品种类。

（1）我国微生态制剂在乳品工业的发展态势　在这种健康背景下，我国微生态制剂领域高速增长，益生菌领域近年来有着长足的发展，健康产业的整体容量、涵盖领域、服务范围正在不断放大。其中90%以上应用于乳品工业，每年的增长速度为25%左右。益生菌保健品的消费群体从儿童和孕妇向青少年、成人和中老年人等群体扩张，作为益生菌制剂销售大国的美国，也出现了同样的趋势，中年人群是促进美国益生菌市场增长的主要驱动力之一，他们对于肠道健康十分重视，老年人对于健康的极大需求和年轻一代对于新鲜事物的渴求同样使他们成为推动市场的重要消费人群。虽然我国的益生菌制剂企业增长迅速，已经出现了一大批年产值超过千万元的大型公司，但是益生菌制剂仍然被国外公司垄断，例如婴幼儿益生菌产品，我国目前批准应用于婴幼儿食品的益生菌菌株有9种，但大多都来自国外，这对于我国益生菌健康产业的发展具有相当大的桎梏。

与此同时，国内酸乳及乳酸菌饮料行业零售额增速缓慢下降。根据里斯咨询发布的《2019 酸乳行业分析与展望》和智研咨询发布的《2020—2026 年中国益生菌产业运营现状及投资盈利预测报告》的数据，2019 年酸乳行业在经历了过去 10 多年的高速增长后将出现首次下滑。根据《2019 年中国乳酸菌饮料市场分析报告——行业供需现状与发展商机研究》报告中指出我国常温乳酸菌饮料销售额和销售量增速双双下降，销售额下滑较多，其增长速度从 2015 年的 54.8%下滑至 2018 年的 30.8%；而销售量增速从 2015 年 48.1%下滑至 2018 年的 39.4%。相对于酸乳和乳酸菌饮料，活性菌补充剂市场快速发展成为我国益生菌制剂行业的一个黑马，2019 年我国益生菌补充剂市场收入 42.4 亿元，成为仅次于美国的第二大益生菌补充剂消费市场。

（2）我国微生态制剂在农业的发展态势　益生菌类微生物制剂在我国农业中产业基础建立于 2006 年到 2009 年，从投机式的开始、杂乱无序的发展等阶段，直至如今的复苏期。而这快速的发展，主要是凭借我国益生菌类微生物制剂品牌企业的成长，科技水平的蓬勃发展，国内微生物制剂的认可度不断提高，新产品、新应用实践，以及我国对健康养殖、生态养殖的高度重视。受动物疾病的肆虐，益生菌类微生物制剂在生态养殖领域的发展得到了空前的重视，中小型养殖牧场等快速崛起并逐步替代散养式养殖，品牌企业和集团规模的养殖日益壮大，整体上呈现集团化和规模化。之后，我国的养殖业历经了“治疗医学”“预防医学”和“生态医学”三个重要的转变，伴随着国家和社会对食品安全的足够重视，以及我国自主研发的综合实力不断增强，促使动物微生态制剂产业迎来了一个黄金发展期。基于此，国内一些品牌企业，如正大集团、通威股份、温氏食品、新希望集团等便积极开展了业务合作，这也标志着动物微生态行业的生存环境在本质上出现了改变。近年来，国家对饲喂类抗生素的使用监管更为严苛，众多抗生素类物质被限制应用，国家对此类违法乱纪行为绝不容忍。相比之下，益生菌类微生物制剂便凭借无毒、无残留、无耐药性等优点，被公认为未来最有希望替代饲用抗生素的添加剂，前景广阔。

2. 我国益生元制剂的产业发展态势

同样，益生元制剂产业在大健康趋势下增速不断上涨，其年复合增长率远高于益生菌市场。从益生元制剂市场分析可以看出，益生元应用最多的是食品，在未来这种趋势也不会改变，因为益生元在食品领域应用的一个重要优势就是“代脂代糖，质构改良”，这也是其他添加剂无法比拟的。未来益生元可能更多关注在低聚果糖和菊粉，低聚果糖是国内目前认知度最高的益生元，在婴幼儿配方乳粉领域的优势明显，是天然存在的寡糖，目前全球的市场规模在 10 万 t 左右，低聚半乳糖拥有极强的耐热、耐酸性，并且能够同时有效增殖人体的两种有益菌（双歧杆菌和乳酸菌系列）。它还可以与低聚果糖复合使用并应用在婴幼儿配方食品中，市场规模约 15 万 t。菊粉是天然存在的多糖，也是目前世界最认可、市场占比最大、应用领域最广的益生元，市场规模可达 33 万 t。目前，已知菊粉提取来源主要有菊苣、菊芋和龙舌兰。它不仅能促进钙吸收，还能在低脂乳制品中模拟脂肪口感；既能改善乳制品整体营养价值，又不牺牲产品的食用品质，同时又具有益生元特性。目前，益生元正处于研究与应用发展的关键时期，而菊粉作为一种优质资源，凭借自身独特的优势及可观的应用范畴而引领着国内益生元市场的蓬勃发展。

2007年，国家发改委公众营养与发展中心正式推出“食物加Oligo”项目，Oligo属于一种低聚糖类益生元。它主要是针对我国目前肉类、油脂、精细化食品摄入过多等引起肠道微生物失衡的现状而设立的又一项重大举措。据报道，日本厚生省现已批准使用的569种保健食品当中，添加了Oligo益生元的就超过240种，约占42.1%；而在美国，Oligo益生元也已经被FDA所认可并列入一般认为安全（GRAS）级食品配料，这也为其打通并广泛应用于市场而奠定了重要基础；欧盟也正式提出了Oligo益生元的全欧研发计划。

对于益生菌类微生物制剂领域未来的健康发展已经在市场中显现出来，据报告 *10 key trends in food, nutrition & health 2017* 指出，个性化营养定制将成为食品营养健康领域未来5年的发展方向之一。精准个性化将是基于人群个体遗传背景、生活习惯、代谢指征、肠道微生物等因素进行综合分析与精准使用。例如我国一些企业如华大基因、汤臣倍健等已经开始实施个性化服务，利用自身大数据、大平台的优势，以及先进成熟的基因测序技术，辅以专业人员分析综合评估健康风险，进行个性化治疗。

二、益生菌领域微生物健康产业的企业竞争格局

（一）国际益生菌领域微生物健康产业的企业竞争格局

目前，世界上益生菌市场上运营的主要企业包括科汉森公司，拜奥公司，普罗比（Probi）公司，雀巢公司，杜邦公司，宝洁公司，Probiotics International Limited，拉曼公司，辉瑞公司，PharmaCare Laboratories，Dr. Willmar Schwabe Group，SymbioPharm GmbH等，在以欧洲、北美和亚洲为主体的益生菌市场中拥有雄厚的资金及品牌能力，对全球益生菌市场形成垄断。近年来，全球益生菌的市场份额不断扩大，数据显示，仅2017年全球益生菌的市场规模便达到了369亿美元，其中，亚太地区是益生菌产品消费的主要区域，约占45%。图3-1中反映的是养乐多、科汉森和杜邦三大益生菌巨头企业在2019年的销售额地区分布情况。

亚洲的益生菌市场占据世界益生菌市场份额的近50%，其中，日本占据着亚洲地区益生菌市场的主要份额，他们在科学研究与产业发展等各方面均处于较为领先的地位。如日本的益生菌龙头企业养乐多，该公司从1935年开始在日本生产“养乐多活菌型乳酸菌乳饮品”，至今已有80多年的历史。自1964年进入中国台湾地区以来，养乐多的足迹已经遍布全球40个国家和地区，日销量达4000万瓶。据其2019年年度报告称，日本本国销售的食品和饮料的消费额占总消费额的49.1%，而海外地区占比高达40.8%。随后，养乐多便将销售重点一直放在了增长速度较快的亚洲和大洋洲地区，其海外餐饮业务辐射到了除日本以外的39个国家和地区，但其销售仍采用本地销售、本地制造的模式。养乐多在中国的销售策略主要是本地乳制品公司销售的冷藏和室温产品，这些产品在中国冷冻发酵乳饮料市场的份额超过60%。目前养乐多已在广州、佛山、上海、天津、无锡拥有6家生产基地和46家分公司，中国养乐多的日均销量已达750万瓶，这在养乐多全球市场份额的占比已接近20%。韩国也是亚洲地区潜力较大的益生菌主体市场。韩国的发酵食品具有古老的传统，如韩国本土益生菌龙头企业株式

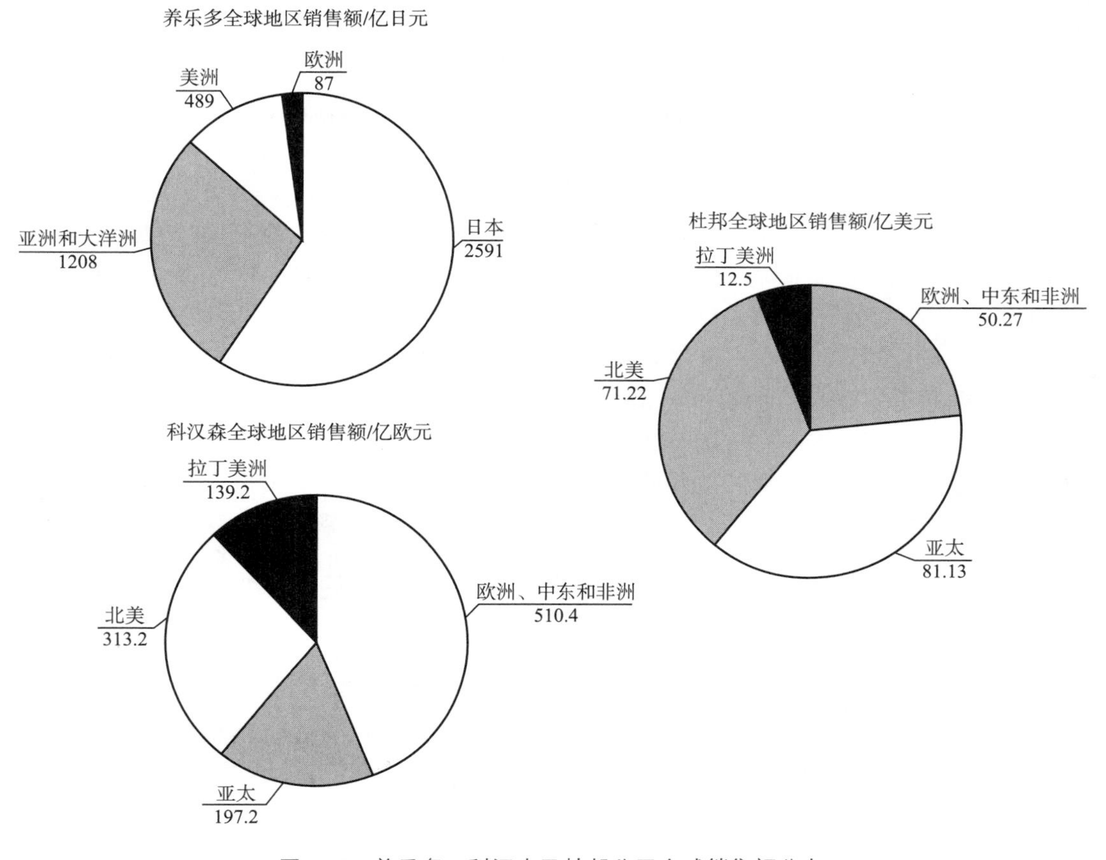

图 3-1　养乐多、科汉森及杜邦公司全球销售额分布

会社 BIFIDO 的池根亿益生菌，拥有双歧杆菌（BGN4，BORI）和嗜酸乳杆菌（AD031），该公司旨在打造更适合亚洲人群体体质的益生菌产品，也占据了亚洲一部分市场。

2018—2024 年，预测欧洲益生菌市场的复合年增长率为 6.9%，是全球第二大益生菌市场。据 Graphical Research 公司发表的 *Europe probiotics market analysis based on ingredients*，*end use*，*application*，*industry analysis report*，*regional outlook*，*application potential*，*price trends*，*competitive market share & forecast*，2018—2024 欧洲市场规模将超过 215 亿美元，其中食品饮料类益生菌市场增长可能会达到约 6.5%。欧洲的市场较为复杂，各国企业都具备一定的竞争能力，按主要国家市场分为德国、英国、法国、俄罗斯、西班牙、意大利和欧洲其他地区；主要益生菌公司包括了科汉森公司，杜邦公司，养乐多公司，雀巢公司，达能公司，普罗比公司，阿尔乐公司，拉曼集团，拜奥公司和凯瑞集团。其中，法国拉曼（Lallemand）集团、丹麦科汉森（Chr. Hansen Holding A/S）和杜邦（DuPont）等公司凭借优良的专利菌株、先进的技术手段和成熟的研究成果而占据着美国 70%的市场。法国公司达能占据世界酸乳销售量的首位，拥有 47 个分公司，超过 10000 名员工，具有 1800 株独特菌株。据达能公司 2019 年年度报告，达能公司在新鲜乳制品和植物性饮料年销售额占据世界第一。欧洲和北美地区销售额占总销售额 54%，其他地区如亚太、拉丁美洲、中东、非洲占 46%，根据国家来分，销量最多的国家分别是美国、中国和法国。

北美市场分为美国、墨西哥、加拿大和北美其他地区。预测从 2019 年到 2024 年，北美益生菌市场的复合年增长率为 6. 3%；未来美国将成为北美最大的益生菌产品消费国。美国的益生菌市场主要由法国拉曼、丹麦科汉森和美国杜邦（丹尼斯克）公司垄断，三家公司共占据美国 70%的市场。科汉森公司是一家全球生物科学公司，总部位于丹麦，产品范围覆盖食品、营养、制药和农业行业。该公司成立于 1874 年，由丹麦药剂师克里斯蒂安 D. A. 汉森创建，到目前为止具有员工 3420 人。对于微生物产品，安全和功能依据非常重要，科汉森公司在这方面做得非常突出，如动物双歧杆菌 BB12 的临床文献超过 300 篇，使得 BB12 成为最受关注的明星菌株。科汉森公司的主要销售地区是欧洲、中东和非洲，其次是北美。食品与酶相关产品销售额占总销售额的 59%，在这部分中，又以乳制品和其他发酵产品为主，在全球具有将近 3000 个乳制品加工企业，还有乳酶类产品，生物防护产品以及发酵肉，红酒和发酵饮料。营养和健康领域的销售额占据总销售额的 22%，主要产品有膳食补充剂和婴儿配方食品（人类健康）、饲料成分（动物健康）和作物保护（植物健康）益生菌，其具备全球领先的益生菌技术，拥有约 40000 个微生物菌株，可以进行广泛筛选并选择最佳菌株组合销售。在动物健康领域，科汉森公司拥有业内最全面的牛、猪和家禽产品组合以及青贮接种剂，北美市场是科汉森动物健康领域最重要的市场，动物益生菌通过各种渠道可以销售给包括饲料厂、大型批发商和个体农户在内的所有人。在北美以外，科汉森公司主要通过与分销商合作进入当地市场。杜邦公司提供了全球三分之一的益生菌，其技术先进、研究成熟且拥有自主知识产权的菌株，如鼠李糖乳杆菌 GG、动物双歧杆菌 BB12、嗜酸乳杆菌 NCFM 等。目前，杜邦公司的主要销售地区是亚太地区，其次是北美地区。

（二）我国益生菌领域微生物健康产业的企业竞争格局

与国际益生菌类微生物健康产业对比来说，我国在这方面的产业发展较晚，尤其是基础研究以及产业转化等各方面的发展水平与西方国家相比还有一定差距。与世界主流的益生菌类微生物制剂生产企业相比，我国的益生菌类微生物健康产业的发展还存在不少欠缺之处。如我国目前用于益生菌类微生物制剂生产的主要原料仍依靠科汉森和杜邦两大公司，本土益生菌商业应用开放较少，且相关原料在国际上的影响力也很弱势。这种格局不仅严重妨碍了我国本土微生物健康产业的正常发展，更限制着我国在国际益生菌相关领域所处的地位。目前，国内的益生菌类微生物制剂行业标准缺乏，市场上出现一些过度包装，如宣传与菌株保健功能无关的其他治疗功能；还有虚假产品，欺骗消费者。另外，应用于动物饲喂相关的微生物制剂的菌种还很少，亟待开发新的微生物，或者借助分子生物学等手段进一步改良现有菌种，以理性改造原始菌株并赋予其新的功能。同时，对于动物肠道中微生物系统的构成以及正常菌和有害菌之间的相互联系的研究还很浅显，这都限制着它们的开发和应用。另外，国内益生菌类微生物制剂的价格参差不齐，一些下游制品价格过高，成本相对较低，在销售时部分消费者无法接受；另一部分消费者还存在对益生菌的盲目追求和畸形消费，间接加剧了行业的不良生态环境。国际上的微生态制剂生产企业都是行业内知名的健康保健企业，如益倍适、康萃乐；国内的益生菌产品生产企业有江中集团、修正集团、康恩贝、麦金利等企业，它们的存在明显阻碍着新品牌的加入。但是，随着我国政府大力的支持，以及众多科研院所和企业的协力合作，我国益生菌类微生物制剂产业的发展呈现出一路向好的势态，而且我国现已成为亚洲最大的益生菌消费市场，在国际舞台上也逐渐凸显出了一定的竞争优势。目前中国的益生菌产业快速增长受到五个端口（政策端、资本端、产业端、渠道端、消费端）的共同推动，整个益生菌普及率都得到了高速发展。自主知识产权的菌种资源逐步积累，我国现已经建立了原创性的乳酸菌资源库，其中源自北京科拓恒通的干酪乳杆菌、河北一然生物的BⅡ系列益生菌、哈尔滨美华生物的长双歧杆菌 BAMA-B05、乳双歧杆菌 BAMA-B06 等国家专利菌株已经投放于大量终端产品；并且大量具有自主知识产权的潜在益生菌菌株也逐渐在临床中显示出对各种疾病的预防治疗作用，若能顺利转化成产品，将在未来市场上产生极大的竞争力。在国家政策的大力扶持下，众多科研院所与大中型企业展开深度合作，加速推进着相关产品开发。其中，国内龙头企业为了保持自身竞争能力和创新能力，与多所科研院所合作，形成强强联手；科研院所在为企业和行业破解中国食品工业重大科研问题的同时，形成与产业的有效对接，让科技可以迅速转化为价值。例如，蒙牛与内蒙古农业大学共同成立乳酸菌联合创新实验室，双方在菌种开发、乳酸菌应用及其商业化、人才培养等领域建立着长期稳定的合作关系等。目前，国内开发的产品趋于多元化，国内的益生菌类微生物制剂市场沿袭了国际市场的发展脉络，益生菌的应用范围不断扩张，其中，婴幼儿配方乳粉成为重要的后起之秀。另外，产品呈多元化发展的趋势，益生菌还在果蔬汁、豆制品、肉制品和谷物制品等产品中得以应用。目前，我国已建成亚洲最大的具有自主知识产权的乳酸菌菌种资源保藏库，这将为我国益生菌类微生物健康产业的稳步发展提供强大的理论支持。

三、益生菌领域微生物健康产业的技术发展趋势

人类胃肠道实际上属于一个庞大的微生物生态系统。肠道细菌不仅与宿主共生，而且它们还与宿主一起经历一个合生的共同进化过程。有益的肠道细菌可以为宿主提供各种营养，防止肠道病原体引起感染，调节正常的免疫反应。为了实现、恢复和维持生态系统中的良好平衡，可以使用益生菌制剂对肠道微生物菌群进行改造来改善宿主的健康状况。益生菌，益生元以及合生元制剂的技术发展趋势代表着未来益生菌制剂的应用范围，通过对益生菌制剂的技术发展趋势进行分析，进一步掌握前沿技术发展动态，还可以为未来基础研究提供理论指导。

（一）益生菌制剂产业的技术发展趋势

益生菌基因包含着菌株分类、功能等大量信息，菌株鉴定是益生菌技术的基础。自 2001 年第一株乳酸菌 IL 1403 全基因组测序完成后，基因组测序技术领域发生了一场革命。20 世纪 70 年代中期，第一代 DNA 测序技术的出现，推动了微生物鉴定和基因组学的发展，越来越多的细菌依据 16S rDNA 被正确分类或重分类。到目前为止，已经出现了第四代 DNA 测序技术，其优点包括低成本、高精度、长读取长度和高通量

等，为益生菌的分类提供了极大的便利。基因组测序技术和功能基因学的进步促进了对益生菌功能基因的鉴定和分子机制的理解。这些技术的进步对使人们对肠道菌群产生了新颖的见解，并且为现有和新型益生菌的开发使用开辟了新途径。测序技术的进步不仅可以对益生菌菌株的编码能力进行深入表征，揭示与益生菌性状相关的基因。Jatuponwiphat 等人对罗伊氏乳杆菌 KUB-AC5 进行基因组测序，并通过整体鉴定其独特/共有的代谢基因和罗伊氏乳杆菌基因组的功能，进一步完成比较分析，基于代谢注释，推测维生素 B_{12}（钴胺素）和叶酸可能与罗伊氏乳杆菌 KUB-AC5 的益生菌性质有关，还发现了产生细菌素基因簇，通过分析罗伊氏乳杆菌 KUB-AC5 基因组，推测其益生功能包括参与免疫，调节和转运功能，填补了罗伊氏乳杆菌 KUB-AC5 益生菌性质相关基因和功能方面的知识。芽孢杆菌被广泛用于人类膳食补充剂和动物饲料中的益生菌。使用基因组分析阐明凝结芽孢杆菌 HS243 的益生菌性状，在对 HS243 基因组进行的计算机分析中，发现存在多个亚基 ATPase、ADI 信号通路基因、甘胆酸水解酶、黏附蛋白，这可以使在凝结芽孢杆菌 HS243 胃肠中存活和定植，而且 HS243 基因组中含有维生素和必需氨基酸的生物合成基因，表明 HS243 可以作为营养补充剂。另外，凝结芽孢杆菌 HS243 中产生细菌素的基因表示 HS243 具有预防疾病的潜力。Fei 等基于全基因组序列和相应的表型，研究新分离的解淀粉乳杆菌 L6 作为益生菌的潜力，进一步阐明了解淀粉乳杆菌 L6 的益生菌和代谢特性的机制。Pereira 等对益生菌菌株 FTC01 进行了基因组分析，发现了 8 个参与非核糖体脂肽、聚酮和杆菌素合成的基因簇，以及部分参与环脂肽 locillomycin 合成的基因簇，证实了 FTC01 菌株产脂肽 surfacetin 和 iturin，此外，还发现了一个编码肽基脯氨酰异构酶的基因，该基因参与细菌与宿主组织的黏附，还具有超过了 12 个耐酸基因和一些水解酶基因。这些特性可能有助于宿主定植和维持。基因测序技术的进步还可以鉴定与毒性和抗生素抗性相关的基因（安全性评估）以及菌株的准确分类学鉴定，包括益生菌是否会通过血液进入并引起人体感染，其分泌的有害物质是否会直接对人体造成伤害，摄入后是否会出现过敏或免疫力下降等不良反应，以及菌中是否存在耐药基因且耐药基因是否会出现转移等隐患。Saroj 和 Gupta 对凝结芽孢杆菌 LBSC（DSM 17654）进行全基因序列测序，结合表型特性来评估该菌株的安全性，发现抗生物抗药性基因、生物胺产生基因、毒力因子基因和其他安全相关基因等风险相关序列的鉴定主要集中在水平基因转移及其非功能性序列上，基因附近缺乏可移动的元素，使其不可转移。Terai 等从健康受试者的口腔中分离到一株对口腔健康有潜在益处的新型候选益生菌弯曲乳酸杆菌 YIT 12319（LcY），使用基因组序列测定进行安全性评估，通过对抗生素敏感性和毒力相关基因分析，LcY 菌株没有外源获得的可遗传的抗生素抗性基因，而且潜在的毒力相关基因比其他益生菌中的要少，这些发现表明 LcY 的安全性。Zhang 等使用全基因组测序技术，研究了植物乳杆菌 ATCC14917 对链霉素的抗性机制以及在压力下的适应机制，通过对比高抗植物乳杆菌 ATCC14917 在有无链霉素培养基中突变基因的相关表达，推测出核糖体蛋白 S12 可能在链霉素抗性中起重要作用，并利用 Mobile Elements Database，证明了植物乳杆菌 ATCC14917 中链霉素抗性相关基因不在可移动元件上，为全基因组测序评估益生菌的耐药性提供了一种新的方法。

人的肠道微生物近 80%的种属未知，而近来发展起来的培养组学技术帮助解决了以上的难题，可以实现鉴定、分离潜在益生菌的作用。将培养组学与基因组测序技术和功能基因学结合可以扩大益生菌的筛选范围，使合成益生菌制剂在人体中的定植以及作用机制、复杂系统中的微生物相互作用相关研究成为现实可行的方案。Ghimire 等借助培养组学技术从身体健康人群的粪便中筛选出了 102 种肠道细菌，结合全基因组测序和体外共培养实验分析并鉴定出对艰难梭菌（CD）有强拮抗作用的细菌 66 种，它们能产生丁酸或乙酸，能快速繁殖，还能和艰难梭菌竞争碳源；其中，有 16 种细菌会在抗生素治疗过程中和艰难梭菌感染患者中出现丰度显著降低的情况，但是，它们重新组合后再对 CD 的抑制能力发生了显著变化，可见，通过调节肠道共生菌的组合来抑制肠道有害菌的方式很可能成为一种安全可控的选择。

另外，对于现有的益生菌存在的有限预防治疗作用，使用新型工程技术改善益生菌的表型性状、功能也是目前的一大趋势。在过去的几年中，CRISPR-Cas 基因组编辑技术彻底改变了生命科学领域的研究，并且即将对益生菌菌株产生极大的影响，目前，CRISPR-Cas 技术已成功应用于乳酸杆菌和双歧杆菌中。在益生菌肠道健康的应用中，如益生菌乳酸杆菌分解多种膳食中不易消化的碳水化合物，益生元低聚糖和宿主来源的聚糖的能力。大多数乳酸杆菌具有不同种类的转运蛋白和糖基水解酶，使它们能够特异性的利用这些底物。包括嗜酸乳杆菌在内的一些乳酸杆菌最近也被证明能够代谢某些膳食糖基化植物化学物质的糖苷部分并释放生物活性的苷元部分，从而使这些具有益生活性的植物化学物质提高宿主对其生物利用性。利用 CRISPR 基因敲入策略，将这些糖分解代谢基因在另一种益生菌中异源表达，例如在已建立的益生菌菌株鼠李糖乳杆菌 GG 中表达一种副干酪乳杆菌细胞表面相关β-果糖酶，从而使鼠李糖乳杆菌 GG 增加了代谢不易消化果聚糖的能力。Hidalgo-Cantabrana 等对与食品相关的乳酸菌的 CRISPR 编辑方法进行了综述。CRISPR 技术揭示了食品发酵和宿主-益生菌相互作用的遗传基础，为设计微生态制剂相关的乳酸菌和双歧杆菌提供了更多的方向。内源性 CRISPR-Cas 系统可以增强乳酸菌基因表达或提供新的益生功能，以改善宿主定植和促进人类健康。工程 CRISPR-Cas 系统可以用于基因改造益生菌，增强其治疗潜力，以提供疫苗或调节宿主免疫反应，总之，CRISPR 技术的出现为开发功能增强的下一代食品微生物和益生菌开辟了新的途径。而且 CRISPR 技术的应用可使益生菌针对不同人群的不同疾病进行“量身定制”。来自美国威斯康星大学麦迪逊分校（University of Wisconsin-Madison）、Eligo Bioscience 以及 Locus Bioscience 等机构的科学家尝试在益生菌中引入 CRISPR 系统。当人们摄入这些益生菌后，益生菌里的 CRISPR 机制能让体内的有害细菌剪切自身的 DNA，从而消灭这些“坏”细菌。

益生菌产品为了真正可以发挥作用，到达靶向作用器官，需要克服不良生理和加工条件的障碍，保证益生菌的存活率。益生菌产品的制作过程包括：菌株选择、发酵、浓缩、稳定、封装、运输，每个环节都有不同参数影响益生菌产品中的细菌活性。我们所使用的益生菌产品大多为口服类，在进入肠道前会遇到产品加工时的机械破坏以及服用后的胃肠道消化（低 pH、消化液），所以，一方面提高对加工过程的机械抵抗能力，另一方面提高益生菌产品的耐肠胃消化能力。孢子技术是芽孢杆菌属益生菌加工的一种新型方法，所产生的孢子可以抵抗大部分不良环境，但是如何控制其萌发仍然是一个挑战。Adibpour 等开发一种新型的含有益生菌芽孢的功能性甜味产品，其添加的益生菌孢子萌发成营养体不需要冷链或任何特定的储存条件，选择自身对热过程和渗透条件具有抗性的凝结芽孢杆菌和枯草杆菌为原料，同时用含有羧甲基纤维素、蔗糖、葡萄糖浆、果葡糖浆制作益生菌糖果，通过测定发现在加热和干燥过程中，包被在糖果中的孢子存活率没有明显下降，而且在室温下长期保存后益生菌的活力仍然没有下降。封装技术是另一种保护益生菌活性的主要方法，它被广泛用于保护微生物免受不利环境的侵害，从而促进细菌安全到达肠道。目前二代微生态制剂的开发策略除了筛选具有确定疗效功能的益生菌之外，另一种策略就是使用现有的益生菌作为载体，将已经确定可缓解疾病或促进健康的分子运输到靶点。相似技术还有细菌包封技术，也就是指微胶囊化，将微生态制剂嵌入微凝胶或其他类型的微胶囊中，这些粒子的尺寸在 1~1000μm。基于多糖的微凝胶技术作为益生菌递送系统是目前的研究热点，已经有研究表明使用经过冷冻干燥的 BB-12 藻酸盐微凝胶包裹体系以及果胶微凝胶体系中的 LGG 可以增加对逆环境的抵抗力。其他的体系还包括基于蛋白质的微凝胶、多层复合封装体系等。如吴军林等使用双层包埋技术包埋副干酪乳杆菌 R8，通过优化关键工艺参数提高了微生物的稳定性，并进一步使用壳聚糖将益生菌、蛋白质和海藻酸钠微胶囊融合形成覆膜，实现了在肠道中定向释放副干酪乳杆菌的目的。为提高益生菌在冻干食品中的活力和稳定性，Fanny 等使用乳清分离蛋白（WPI）和低聚果糖作为包埋壁材，采用乳化法将益生菌制作成了微胶囊，又以香蕉作为载体，通过冷冻干燥技术制成了冻干粉，进而保障了益生菌在贮藏期间较高的菌活力和良好的贮藏稳定性。邹强等也以 WPI 为壁材，选择谷氨酰胺转氨酶作为交联剂，采用乳化凝胶的方法包埋制备双歧杆菌的改造微球，它们在模拟胃液和高胆盐溶液中的存活率都要明显高于未经包埋的益生菌。可见，目前益生菌制剂技术主要存在的挑战不仅存在于益生菌分子层面，而且存在于产品制造的所有步骤中，最终目的是能够安全通过胃肠道。目前世界上可允许食用的微生物种类还在不断增加，未来会利用多组学技术筛选出更多益生菌，并开发针对不同人群的定制益生菌菌剂；不断创新的加工方式可以制造出各式各样的特色产品，并保证益生菌的生存能力和活性。这些技术可以创造出更多的具有独特风味、质地、营养特性和功能益处的益生菌产品。在未来，益生菌制剂相关技术研究趋势可能偏向于关注益生菌的体内特性，因为随着技术手段及研究方法的提升，益生菌研究逐渐从功效作用转向其背后的作用机理，如益生菌的肠道定植性，研究其黏附因子和黏附位点揭示体内定植的机制；另一方面需要更加深入探索益生菌的物质基础，益生菌如何发挥功效作用，其具体的物质基础或者分子基础是什么，通过对治疗过程中代谢通路中关键物质的差异化分析，确定疾病中起关键作用的代谢产物，可以为病人的膳食调节和治疗提供更多的靶点。多组学技术的开发和发展对群落潜在功能进行深入分析，宏转录组、宏蛋白质组等组学技术联用比宏基因组具有更高的扰动敏感度和变化性，可联用以研究菌群功能特性，为肠道菌群与益生菌相互作用提供研究工具。最后，益生菌的临床技术的进步，是相关制剂是否可以转化为产品的关键技术，益生菌研究的手段多样，有体外细胞试验、动物试验、人体临床试验，其中体外细胞试验、动物试验可以作为初步筛选手段，但是结合人体临床试验数据后获得的结果才更加可靠。

（二）益生元产业的技术发展趋势

近年来，益生元在健康中的地位更加重要，天然益生元的提取以及益生元工业制备是益生元制剂的关键技术。研究提取技术对益生元关键结构与活性之间的关系，将有助于各行业更好地了解这些方法的优缺点，以实现可能的高水平提取。Okolie 等研究了常规和新型提取工艺对岩藻多糖提取物结构与活性关系的影响，分别使用常规化学提取法、微波辅助提取法、超声辅助提取法和酶辅助提取法，并对其体外益生元活性进行了表征和研究。这四种方法相比之下，提取的益生元之间的理化性质（岩藻糖和半乳糖含量、硫酸盐含量、相对分子质量和分散性指数）具有一定的差异，综合来说微波辅助提取法是提取抗坏血酸盐褐藻多糖的最有效方法，具有最佳的结构特性和体外益生元活性。Montañés 等人根据不同碳水化合物的聚合程度，对复合碳水化合物混合物进行分馏。以不同乙醇/水混合物为共溶剂，采用超临界二氧化碳（SC-CO_2）技术选择性回收益生元，通过选择合适的共溶剂以及萃取条件（包括温度、压力和共溶剂流速），将混合物中单糖和二糖基本上全部提取出来，剩下三糖和四糖为主要残留物，回收率高达 94%，扩大了产品的人群适用范围，如糖尿病患者或乳糖不耐受患者等。通过提高原料中益生元含量，来达到增加工业生产的目的也是益生元制剂前沿技术之一，发展富含益生元的作物可以缓解营养不良，促进人类健康。果聚糖和菊糖是最具特色的植物益生元，主要来源是蔬菜、根和块茎作物以及一些水果，而富含益生碳水化合物的粮食作物包括大麦、鹰嘴豆、扁豆、羽扇豆和小麦。在大麦、鹰嘴豆、扁豆、小麦和菊芋中发现了已经一些与高益生元相关的基因，通过转基因技术使目的作物如转基因玉米、马铃薯、甘蔗等益生元含量提高，改变生物合成途径生产有益健康的益生元是可行的。

（三）合生元产业的技术发展趋势

合生元制剂产品主要用于保健品和婴幼儿食品中，一些研究证明通过促进肠道内益生菌的生长，来改善肠道失调，但由于这些合生元制剂的某些不良作用和预期功效的不一致性导致研究失败。如 Tavaniello 等使用不同的合生元制剂对肉鸡屠宰性能和肉质性状的影响进行研究，发现不同合生元虽然不会对肉品的屠宰性能和理化性能产生负面影响，但是导致肉鸡脂肪酸的组成有差异。对婴儿来说，提供合生作用的最好食物是母乳。母乳含有的益生元以低聚糖和乳酸菌的形式存在，对婴儿有广泛的健康益处。这些天然的合生元组合，为研究组合的差异性提供了方向。还有一些合生元组合可以降低痢疾、肺炎和呼吸道感染的发病率。使用植物乳杆菌 299 和纤维的联合补充物可防止肝移植后的细菌感染和增强肝功能能力。鼠李糖乳杆菌 GG 和双歧杆菌亚种和富含菊粉的菊粉对抗结肠癌的有效合生元。而嗜酸乳杆菌 CHO-220 和菊粉 de1 组合对高脂血症显示出优良的治疗效果。总而言之，益生菌类微生物健康领域相关科技的发展主要呈以下态势，一是筛选更多具有直接促生长作用的优良益生菌，积极利用生物工程技术改造菌群遗传基因，选育优良菌种，使其具有抗酸、抗热等能力。二是关于益生元/菌作用机制的研究应注重从动物营养代谢与微生物代谢关系方面进行研究，深入研究益生元/菌作用机理和方式。三是如何提高菌剂的活菌数和抵抗力，借助现有技术延长其贮藏期。四是有关益生菌、益生菌制剂等的安全性研究。

四、益生菌领域微生物健康产业发展 SWOT 分析

对于我国微生物制剂产业发展战略分析，我们对目前整个行业、竞争对手和消费者进行深入的分析研究，同时也要总结我国益生菌产业自身的优势、劣势，认清面临的挑战和机遇。最终的目的是致力于微生物制剂多元化延伸，加速行业创新发展，把握未来市场方向。

（一）优势（Strengths，S）

我国菌种资源雄厚，已经建立我国最大的原创性乳酸菌资源库，在产品端我国部分组织申请的专利菌株已经投放于大量终端产品；另外，近几年消费者对于本土产品的认可度不断上升，而且市场上与国外品牌比较，本土产品出厂后直接进入流通渠道，短时间内进入消费者手中，确保益生菌的活性。同时，众多的科研院所与企业相互合作，产品转化速度快。国内龙头企业为了保持自身竞争能力和创新能力，与多所科研院所合作，形成强强联手。科研院所在为企业和行业破解中国食品工业重大科研问题的同时，形成与产业的有效对接，让科技可以迅速转化为价值。例如蒙牛与内蒙古农业大学共同成立乳酸菌联合创新实验室，双方将在菌种开发、乳酸菌应用及其商业化、人才培养等领域建立长期稳定的合作等。

（二）劣势（Weaknesses，W）

国外益生菌原料市场垄断。尽管我国益生菌行业发展速度极快，但是很多产品仍然使用国外专利益生菌，本土益生菌商业应用开放较少，本土益生菌原料企业国际影响力较小。

国内在益生菌研究方面的科研基础较差。投产的自主知识产权菌资源仍待发展，特别是关于菌株安全和功能特性等方面的研究仍较浅。益生菌制剂研发还面临经费投入较少，研究内容分散，原有法规标准不能够完全适应益生菌类保健食品的行业发展与消费需求，政策层面未形成益生菌研究完整规划等问题。

国内的微生态制剂行业标准缺乏。市场上出现一些过度包装，如宣传与菌株保健功能无关的其他治疗功能；还有虚假产品，欺骗消费者。

动物微生态制剂行业目前应用的菌种种类太少，尚需开发新的菌种，或利用现有分子生物学等方法改良现有菌种，使之具有新的特性。同时对于各种畜禽肠道正常菌群的组成和相互关系研究不够清楚，这都将减缓微生态制剂的开发和应用。

营销人员对产品认识不深。一些市场营销人员不具备合格的产品理论知识，为了盲目追求消费量，夸大产品。对于市场营销人员的相关素质尚需不断完善与提高。

（三）机遇（Opportunities，O）

消费者的本土意识回升，应该加强监管，抓住机会针对本土人群研发新型特色产品，同时加强消费者宣传，利用互联网助力产业链的发展等加强本土品牌优势。

中国本土乳品企业众多，又依托科研院所技术支持，不断开发符合市场需要的益生菌系列产品，在市场中创立领导品牌。

饲料行业是新的潜在市场。全球每年生产的一半的抗生素都被用于我国畜牧业，抗生素残留、耐药性的传递、动物肠道菌群的紊乱等问题日益严重。而优良益生菌制剂的开发将成为最佳选择，其中优质菌种的挖掘是核心所在。

（四）威胁（Threats，T）

国外公司技术垄断。国外厂家大多具有百年历史，其发展积累的经验和科技能力我们都与其还有差距。

益生菌行业是高利润行业，我国产品的成本仍然较高，需要更多加工生产技术的突破。

综上，可以很清晰地得出，我国益生菌行业面临的机遇和威胁同样巨大，当前和今后的市场战略要围绕以下问题展开：继续加强我国的益生菌科学基础研究，建立现代化菌种生产工厂，以及益生菌科学与技术研究院。益生菌产品的安全性应该经过科学严谨的流程验证。加强公众科普教育，科学合理消费。

五、益生菌领域微生物健康产业的发展建议

（一）进一步加强益生菌类产品科学监管，加快建立行业标准

在第十四届益生菌与健康国际研讨会上国家市场监督管理总局特殊食品注册司保健食品处处长宛超说道，在益生菌行业，要关注以下两方面：一方面，如何规范加强注册环节益生菌产品的安全和有效性审查；另一方面，如何实现益生菌产品标准化和规范化发展。明确定义益生菌产品，让消费者了解所卖产品的所有相关法律法规限定，公开征求意见的《益生菌类保健食品申报与审评规定（征求意见稿）》受到各方关注，它明确了益生菌定义，并逐渐与国际接轨，将益生菌的安全与功效审查聚焦在菌株上。

（二）完善益生菌的健康功能及安全评价

自益生菌发现以来，世人最为认可的便是它们对人体健康的贡献，这也是它们快速发展、应用至今的核心特征。2016 年我国发布了《中国消化道微生态调节剂临床应用专家共识（2016 版）》，并清楚表述了益生菌具有多种生理功能。有关益生菌的功能特性，基本都是建立在众多严谨的科学研究基础之上而提出的，前期都是经过大量体外试验进行验证。但是，对于益生菌来说，要想真正走入市场还必须完成大规模和更深入的人体或临床试验；另外，针对一些益生菌新资源的安全性评价及功能探索，都应当在充分了解菌株的基因组信息、毒理学信息、耐药性信息等基础之上，再进一步以人群和临床试验的安全评价等作为关键标准，对其安全性做出评价。2018 年，国家卫健委颁布《食品安全国家标准　食品用菌种的安全性评价程序》，明确我国菌种的安全性评价的程序。

（三）加快益生菌科研-生产体系的完善

强化自主知识产权菌株的开发，并构建适于我国人民肠道健康的益生菌产品。一种益生菌产品的开发，需要经过实验室阶段的筛选、鉴定，以及安全性、功能性、稳定性研究。到优化条件、小试、中试，确定相应的加工条件，还有经过工厂生产加工包装运输等，环环相扣。构筑“产学研一体化”研究，疏通科研与产业有效对接之路。

同时对每一环节需出台相关标准，规范指导科学研究和产业化应用，这个体系的完善决定了在未来市场中所具备的核心竞争力。

（四）产品的个性化和多元化开发

张和平等研究亚洲人肠道菌群的差异性发现，不同地区以及当地的饮食习惯都影响了肠道菌群。针对不同人群需要开发个性化产品，机器学习算法可用于益生菌菌株的个性化定制，或是未来益生菌应用的新希望。另外，我国益生菌市场目前酸乳仍占据主要市场，但是随着加工技术的不断进步，产品差异化是同类竞品中获得优势的有效方式。如最近兴起的植物蛋白类益生菌产品，更注重健康性，从而满足更过多消费群体的需求。在动物微生态在产品功能定位上也应有进一步细分，从过去的益生素发展到现今的动物肠道菌群调控、黏膜免疫、营养调控、抗感染、抗应激、繁殖优化、环境调控、畜产品品质改良、饲料或原料发酵、粪污无害化处理和资源化利用等。

（五）完善经济不发达地区的电商与物流对接

网上购物已经成为购物的主要途径，但是仍然存在一些经济不发达的乡镇地区未覆盖完整物流链，随着乡镇地区移动通信以及购物软件的普及，这部分地区的销售额会迅速增加，因此完善这部分地区的电商物流链有利于未来益生菌市场的扩大。

（六）加强公众科普教育，科学合理消费益生菌及相关产品

加强对相关益生菌类微生物制剂的科普，健康知识和技能的缺乏是影响公众接受产品的重要因素，《“健康中国2030”规划纲要》要求加强健康教育、塑造自主自律的健康行为，开展健康知识普及行动作为健康中国重大行动之一。对于微生态制剂对健康的科普教育是提高全民健康素养的重要举措，有效的健康科普教育需要政策环境支持、社会氛围营造、大众传媒配合、人才队伍培养、知识体系积累、方式方法创新等。医疗、食品以及畜牧业人员是微生态制剂科普信息传播的主力军，要了解受众对健康信息需求的心理，将专业知识技能转化为科普进行传播。

第二节　食用菌领域的微生物健康发展态势

食用菌具有四高两低即高蛋白、富含维生素、矿物质和膳食纤维，低热量、低脂肪；并且含有特有的多糖和三萜、固醇等具有生物活性的次级代谢产物，具有很高的食用和药用价值，是自然界赐予人类的珍品。目前我国的食用菌产量占到世界的70%左右，应充分认识了解食用菌科技和产业生产发展历程，促进食用菌产业的健康发展和利用食用菌为大健康产业提供丰富的资源。

一、食用菌领域微生物健康产业的市场发展态势

随着科技的发展，人类生活水平的提高，人类的寿命逐年增长，同时衰老带来的慢性疾病的患病率增加；同时，生活节奏的加快，慢性病如糖尿病、癌症、心血管等疾病的发病率提高，而且趋于年轻化。应建立科学合理的饮食结构。

进入21世纪，世界食用菌生产、消费、贸易有了很大的发展并呈现出新的格局。

"YAKIMAHERALD"网站预测，预计2023年，全球食用菌市场值将从2016年的222亿美元增长至450亿美元，另外，美国农业部的统计数据显示，2017年，美国食用菌总产值达到12.2亿美元，较2010年增长2.96亿美元。来自美国食用菌协会（American Mushroom Institute）的数据显示，在美国宾夕法尼亚州，食用菌年产量达到26万t，占全美食用菌产量的三分之二，产业发展态势喜人。研究表明，很多食用菌，无论是直接食用还是其提取物或其中特定成分食用，都能降低患疾病的风险。表3-1是主产食用菌的营养特性和药用价值。从表3-1归纳起来食用菌在健康领域的有益作用包括以下几个方面。

表3-1　　主产食用菌的营养特性和药用价值

食用菌	营养特性	药用价值
香菇	高蛋白，必需氨基酸，维生素D，腺嘌呤和胆碱	酪氨酸酶降低血压，多糖可抗癌和降低胆固醇，增强TH1反应
草菇	丰富的抗氧化物质和β-葡聚糖	真菌免疫调节蛋白FIP-Vvo，可诱导TH1特异性细胞因子（IL-2、IFN-c、LT）、TH2特异性细胞因子（IL-4）
金针菇	丰富的甘露聚糖	提高免疫力
平菇	独特的风味和芳香特性；富含蛋白质、纤维素、碳水化合物、维生素和矿物质。特有风味物质1-辛烯-3-醇	抗病毒、抗肿瘤、抗生素、抗菌、降胆固醇和免疫调节活性
黑松露	诱人的口感和香气，是最受追捧的美味佳肴，具有巨大的经济价值	抗癌、抗胆固醇和抗病毒特性以及对冠心病和高血压有辅助治疗作用
灵芝	蛋白质7.3%。葡萄糖11%，矿物质10.2%（主要微量元素为钾、镁、锗、钙）	灵芝多糖刺激B淋巴细胞活化、增殖、分化和产生免疫球蛋白
木耳	富含磷、镁、钾、硒；膳食纤维含量高达净含量的50%	免疫调节蛋白（APP）提高一氧化氮（NO）和肿瘤坏死的产生因子-α（TNF-α），增强宿主的免疫反应，增加γ-干扰素（IFNc）分泌
银耳	丰富膳食纤维	降胆固醇作用
羊肚菌	丰富的维生素D_2，半乳甘露聚糖。质地松软美味可口	抗氧化、降功率、清除自由基和螯合铁离子的作用；诱导巨噬细胞活性；治疗肺结核、高血压和普通感冒
双孢蘑菇	富含B族维生素和钠、钾、磷、硒等矿物质。不含胆固醇和脂肪	有效降低血清胆固醇；B族维生素的良好饮食来源，尤其是维生素B_2（核黄素）

1. 抗癌作用

食用菌的抗癌作用源于特有的多糖和一些酶类，如日本学者发现的PS-K多糖和其他化学抗癌剂合用能减少后者服用剂量，香菇中酪氨酸酶可以有效地抑制癌症发生，不同的食用菌抗癌效果不同，如猴菇对胃癌和食道癌的有效率达69.3%，治疗消化性溃疡和慢性胃炎的有效率为87.2%。白色双孢蘑菇可以有效抗乳腺癌制剂，体外和体内实验表明，能部分地抑制芳香酶的活性和雌激素的生物合成。对358名韩国女性乳腺癌患者和360名未患癌女性之间跟踪试验对比发现高摄入两组（11.37g/d）和最低摄入量（2.61g/d）的处理组，高剂量组患乳腺癌的风险更低。

2. 控制体重

肥胖、超重成为现代文明病之一，因此低热量食物替代高热量食物成为食品发展趋势之一，以减少总热量的摄取，降低肥胖的风险。食用菌是一种非常具有潜力的高脂肪饮食替代物，不仅营养丰富，而且有很好的饱腹感和感官品质。英国做了一项年龄在25~61岁，由1位男性和9位女性组成的志愿者膳食调查，每周至少在4顿正餐中用食用菌来替换肉类。5周后，参加试验的人成功瘦身6kg左右，最高的1人体重下降了9.5kg。开展试验的营养学家Sarah Schenker说："食用菌可以偶尔作为肉类的替代品，可以帮助节食者改变饮食方式，远离肉类制品。而且，食用菌的商业价值很高。"另外试验证明，用蘑菇代替肉类在饥饿感、饱腹感和适口性没有显著差异。但蘑菇代替肉食后的平均每日摄入的热量和脂肪量较低。

同样试验在美国进行开展选取了73位愿意用蘑菇代替肉类的男性和女性减肥自愿者，进行一年的减肥试验。对照组为进食健康食物，肉的摄入量不变；而蘑菇组以227g鲜蘑菇替代227g肉类，每周3次。前6个月，均每天减少摄入2093kJ能量低热量食物，剩余6个月为不节食的体重维持饮食。试验结束后采用t检验方法来评估组内差异（$P<0.05$），采用多元方差分析来评估干预效果（$P<0.05$）。结果发现前6个月能量限制阶段，蘑菇组体重、体重指数（BMI）和腰围比实验开始有明显下降，比肉类组BMI和腰围减小更多。实验结束后，蘑菇组的BMI和腰围减小远远高于比肉类组，不过差异不显著（$P=0.23\sim0.31$）。其研究仍在探索研究中。

3. 延缓阿尔茨海默病

食用菌中延缓阿尔茨海默病的主要是食用菌富含钙化醇、麦角硫因和谷胱甘肽。钙化醇可以有效地降低β-淀粉样非缩氨酸对大脑毒性。宾夕法尼亚州立大学食品学名誉教授罗伯特·贝尔曼称，蘑菇之所以有此功效，是由于它含有大量麦角硫因和谷胱甘肽等特殊抗氧化剂。黑豆、肝脏、蛋黄和燕麦麸等食物虽然含有这些抗氧化剂，但是食用菌中含量更高。这些成分含量似乎与食用菌颜色相关，一般颜色较深的食用菌中含量较多。已报道的食用菌中牛肝菌所含的量最高。根据流行病调查发现，由于法国和意大利等国家饮食中的麦角硫因含量较高，因而神经退行性疾病的发病率较低。美国人日常麦角硫因的摄入量较低，因此发病率较高。神经退行性疾病发病率高的国家与发病率低的国家相比，麦角硫因的日均摄入量少3mg，相当于5个小食用菌。

4. 食用菌摄入量和疾病风险之间的关系

分析2001—2010年美国健康和营养调查所收集的美国19岁以上人群24小时食用菌消费数据，研究食用菌摄入量与疾病风险因素的关系。发现食用菌消费者可以降低患超重/肥胖和代谢综合征的风险，并有效降低腰围，见表3-2。

表3-2　　蘑菇组和对照组的患超重/肥胖和代谢综合征的风险比较

健康结果	调整比数比（OR）	95%置信区间
超重或肥胖	0.87	（0.78，0.98）
代谢综合征	0.85	（0.73，0.99）

注：性别、年龄、种族、体力活动水平（分为久坐、温和运动或剧烈运动）、贫困收入比率、吸烟和饮酒情况而进行适当调整（$P<0.05$）。

资料来源：美国健康和营养调查2001—2010年数据。

食用菌与健康关系的研究近年来快速的发展。很多证据表明，食用菌因其富含生物活性成分，如麦角硫因、β-葡聚糖、维生素D和富集硒，可以提高免疫力、调整肠道和降低脂肪在人体内的积累。越来越多的证据表明，食用食用菌能够有效地减少慢性疾病发生，如癌症、肥胖症、牙周炎和阿尔茨海默病。

伴随着中国经济的飞跃发展，“大健康”观念日益深入人心，人们越来越重视养生。食用菌中富含多种营养元素，营养价值和保健作用都十分出色，备受消费者的青睐，而且具有一定的医疗保健功能，符合现代人对于健康养生的要求。2013年9月在华盛顿召开的食用菌与健康峰会上明确提出食用菌为健康食品和养生保健品的重要原料之一。中国作为最早栽培食用菌的国家，从20世纪60年代起就是世界最大的食用菌生产国，目前仍与美国、荷兰、意大利、波兰等同属于全球食用菌生产大国。而且中国食用规模化栽培的品种多样化（香菇、金针菇、黑木耳、毛木耳、平菇、双孢蘑菇、真姬菇、杏鲍菇、茶树菇、滑菇、银耳、草菇、秀珍菇、鸡腿菇），比起国外的单一栽培模式更具有竞争力，再加上我国食用菌单价较低，在世界范围内越来越受到消费者喜欢。

目前，食用菌在市场上的食用消费主要有干品、鲜品和罐头食品三大类，以及近年来兴起的食用菌调味料和食用菌提取物。世界各国和地区人均食用菌年消费量差别很大。发达国家食用菌人均消费量一般在2~55kg/d，而发展中国家的食用菌人均消费量则在1kg/d以下。日本是全球人均食用菌消费量最高的国家，虽然日本是世界上食用菌生产大国，但是每年需要从国外进口大量的食用菌。其中我国每年销往日本的松茸制品仅干片和盐渍品就达到1t左右，另外还有总共1万t左右的牛肝菌、鸡枞菌、青头菌等数十种野生菌类。

根据2014年法国巴黎SIAL国际食品饮料博览会的情况，分析欧洲对野生、工厂化木腐菌干品，鲜品食用菌的需求。其中，欧洲对野生食用菌情有独钟，由于季节和产量的限制，野生食用菌在欧洲数量稀少、价格昂贵，主要以冻干和罐藏类制品为主。罐头类食用菌的主要客户主要集中在东欧。中国传统木腐菌（主要是香菇和平菇）已通过欧盟绿色有机认证，正逐渐成为主流消费的趋势。英国、法国、德国、意大利、西班牙等国家，均有厂家开始生产木腐菌及绿色有机木腐菌。欧洲本地产新鲜木腐菌的价格极高，不管是一般木腐菌还是绿色有机产品，零售价格几乎全部在国内的数十倍以上，并且供不应求，总体来说，欧洲新鲜木腐菌的市场空间极大。进口新鲜木腐菌也是满足本国市场的一种需求。

美洲市场主要以美国、加拿大、秘鲁、巴西、墨西哥等国为主，美国、加拿大和巴西三国人民对食用菌的消费量每天 1kg 左右。美国市场以双孢蘑菇为主，野生食用菌主要集中在宾夕法尼亚州，从业人员多为中国人和意大利的后裔。而美国华人居住区，冬虫夏草的市场价格很好，销量也不错。另外块菌也是美国人消费的一个野生菌种类，每年的块菌收获季节，新鲜的块菌也称为美国人餐桌上的佳肴。加拿大主要产牛肝菌和部分杂菌，他们也对欧洲出口，有部分的中国牛肝菌和杂菌经过加拿大转口销往欧洲市场。近几年，加拿大的国产松茸也部分对日本出口，虽然数量不是很多，但是影响到过年食用菌的出口，值得我们注意。巴西和墨西哥两国的野生食用菌很少内销，都是经过转口后销往美国、加拿大。另外澳大利亚人对食用菌的接受程度也不断提高，消费呈上升趋势。图 3-2 为 1961—2019 年世界食用菌贸易情况，从 20 世纪 80 年代开始，食用菌贸易迅速上升。人工栽培的香菇、双孢蘑菇及其部分野生食用菌（松茸、羊肚菌和牛肝菌等）是出口的主导。而食用菌罐藏制品进出口状况见图 3-3。在食用菌罐藏制品出口和进口额及其数量间出现了很大的差距，出口量和出口额远远高于进口量和进口额，这部分差距应该源于运输中损失以及其他因素。而且近年来罐藏食用菌的进出口区域变化平缓。

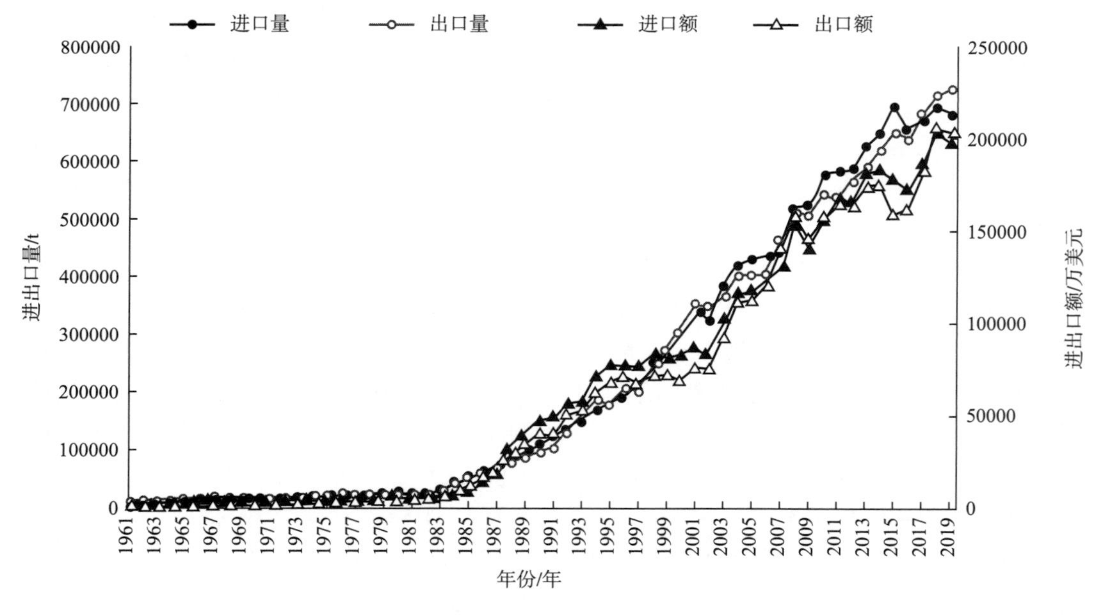

图 3-2　1961—2019 年世界食用菌贸易情况

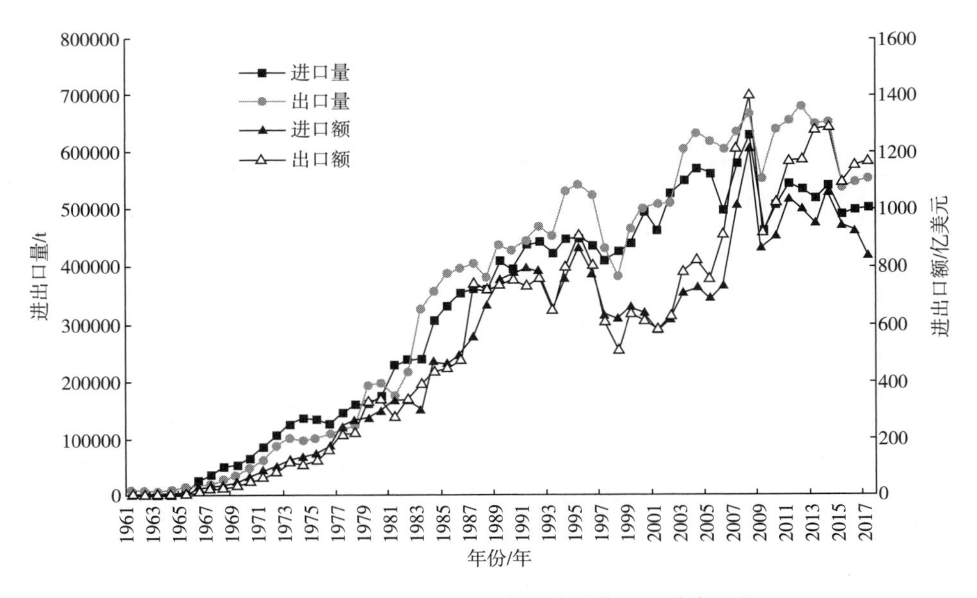

图 3-3 1961—2017 年世界食用菌罐藏制品进出口状况

二、食用菌领域微生物健康产业的企业竞争格局

人类认识与利用食用菌的历史源远流长。考古发现，早在新石器时代中国祖先开始食用食用菌，从公元 1 世纪时期中国和希腊使用原始方式种植食用菌，到现代工厂的食用菌种植可以分为三个阶段，第一阶段原始人工栽培阶段。从人类开始有意识地培育食用菌到 20 世纪初纯培养及菌种的制作，该阶段以中国和法国为主要代表，其中典型栽培有公元 600 年左右中国的黑木耳栽培和 1209 年“砍花法”相关栽培技术；而法国在食用菌栽培历史在 1650 年左右有人工栽培记载；1707 年，植物学家杜纳福尔著书介绍了最早的蘑菇栽培技术堆肥发酵的方法。大约在 1865 年，种植蘑菇的技术跨越大西洋在美国开始种植；1892 年，美国威廉 · 福克纳出版了关于食用菌栽培的书籍 *How to grow them*：*A practical treatise on mushroom culture for profit and pleasure*。第二阶段是从 20 世纪初，菌丝纯培养及菌种制作技术发明为起点，由于该技术的发明大大推动了食用菌种植业的发展。该阶段标志性的事件是 1903 年美国成立了第一家专业化菌种公司，菌种以菌砖的形式出售，也促成了 20 世纪中叶后，蘑菇种植业迅速发展。美国、荷兰等主产国栽培技术的提高和生产设备的改进是这一时期蘑菇产量迅速提高的主要原因。蘑菇栽培技术也通过各种途径传至世界上很多国家，蘑菇种植面积不断扩大。蘑菇产业和蘑菇市场的蓬勃发展，促进了规模化、专业化企业的不断涌现，形成了蘑菇生产、鲜品加工、运输销售等完整的产业链。第三阶段是从 20 世纪末期细胞重组和原生质体融合开始一直到现在，也称为基因重组时代。在对野生食用菌的驯化基础上，开始通过人工基因干预，获得品质更为优良的栽培菌种。到目前为止，种植蘑菇的国家和地区已有 120 多个，能进行人工栽培的食用菌品种已达 100 多种，进入商品化生产的品种有 50 多种。

国外食用菌工厂化生产历史已经有 70 年的历史，最早源于 1947 年的荷兰双孢蘑菇栽培技术。在这之后，德国、美国、意大利等国相继实现了双孢蘑菇的工厂化、规模化生产。双孢蘑菇、真姬菇、金针菇、白灵菇、杏鲍菇和草菇等是目前主要的工厂化栽培菌种，历史最长、工艺技术最成熟的是双孢蘑菇，然后是真姬菇和金针菇。现在的欧美发达国家在双孢蘑菇的生产中，已经完全形成了从菌种制作、覆土材料制备，到培养料发酵的规模化、专业化、工业化生产。美国 Sylvan 在全球建立了多家蘑菇菌种的专业化生产连锁公司。英国的 BVB Euroveen 则专业从事蘑菇覆土材料营养土配制、规模化生产与销售。荷兰 Heveco 也是一家专业栽培养料的公司，通过规模化生产优质养料供应给客户，实现食用菌的规模化生产。

在亚洲日本最早实现工业栽培，1965 年在长野县建立了金针菇现代化栽培工厂，金针菇最大日产量可达 30t，生产过程全部自动化，印度、泰国、韩国、印度尼西亚等国家食用菌工厂化生产的发展也非常引人注目。就连不适合食用菌栽培的西亚国家，如阿曼苏丹国，也引进了先进的食用菌装备，在常年气温 20~55℃茫茫干旱的沙漠中建立了食用菌加工厂，生产出了高品质的食用菌产品，不仅满足了当地市场的消费需求，而且还可以向周边国家及北美市场出口。日本杏鲍菇工厂化生产设备及工艺流程见图 3-4。

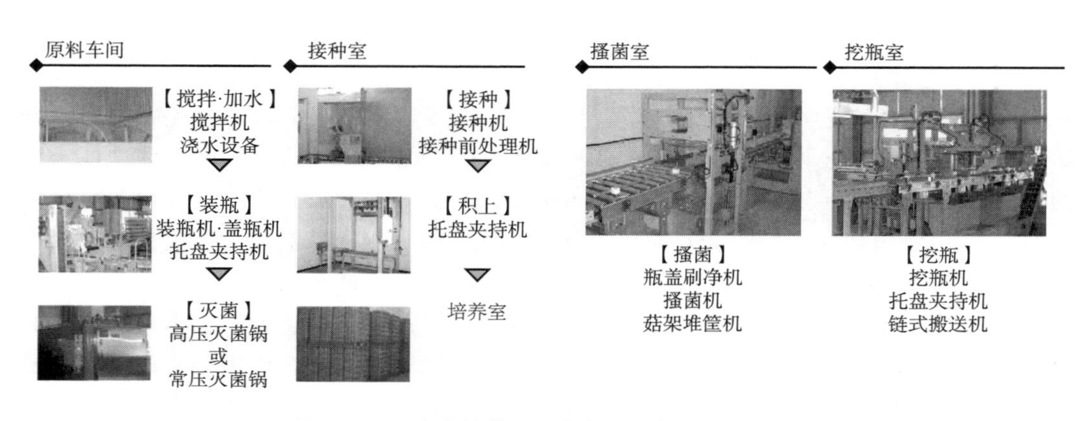

图 3-4　日本杏鲍菇工厂化生产设备和工艺流程

20 世纪 90 年代，食用菌工厂化技术引入中国，最先在福建、广州等地进行试验。1999 年，上海浦东天厨菇业有限公司建成了首家日产 2t 的金针菇工厂化生产线，目前食用菌工厂化企业聚集地以上海、江苏、福建、浙江、山东、辽宁等沿海地区为主，随着技术的成熟，食用菌工厂化行业逐步由东部沿海向西部内陆地区延伸，2012 年，我国食用菌工厂化生产企业达到历史高峰，共有 788 家，随后逐年递减，2017 年，已减少至 529 家（图 3-5）。食用菌工厂企业减少主要源于倒闭、转产和停产整顿。在这个减少过程逐渐形成了以大型生产企业为主导，中小型企业并存，小型企业基本消失的局面。国内单品种日产量达 50 万 t 以上的食用菌工厂化企业有上海雪榕生物科技股份有限公司、天水众兴菌业科技股份有限公司和厦门的如意情生物科技股份有限公司等。其中天水众兴菌业科技股份有限公司于 2015 年成为上市公司。

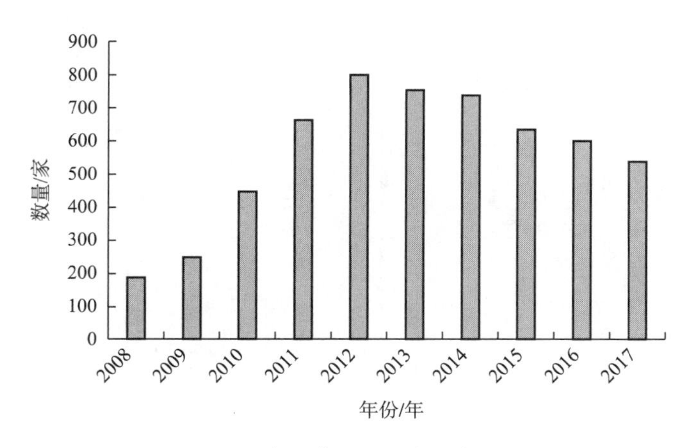

图 3-5 食用菌工厂化企业变化图

2017 年我国 529 家食用菌生产企业中，杏鲍菇生产企业有 189 家，金针菇生产企业为 142 家，海鲜菇生产企业为 54 家，双孢菇生产企业为 47 家，秀珍菇生产企业为 34 家，真姬菇生产企业为 33 家。其中杏鲍菇、金针菇企业数量总和占全部企业数量的 62.5%［图 3-6（1）］，是工厂化生产的两大主力军。特别是金针菇，几乎占到工厂化食用菌总产量的一半［图 3-6（2）］。并且虽然我国的工厂化企业从 2013 年开始减少但是产量却并未明显下降（图 3-7），日产量从 2010 年的 1712.8t 上升到 2016 年的 7504.3t，增加了 3 倍多。总体而言，我国食用菌工厂化日产能正大步迈向较高水平的程度，呈现生产能力和效率不断攀升的新态势。

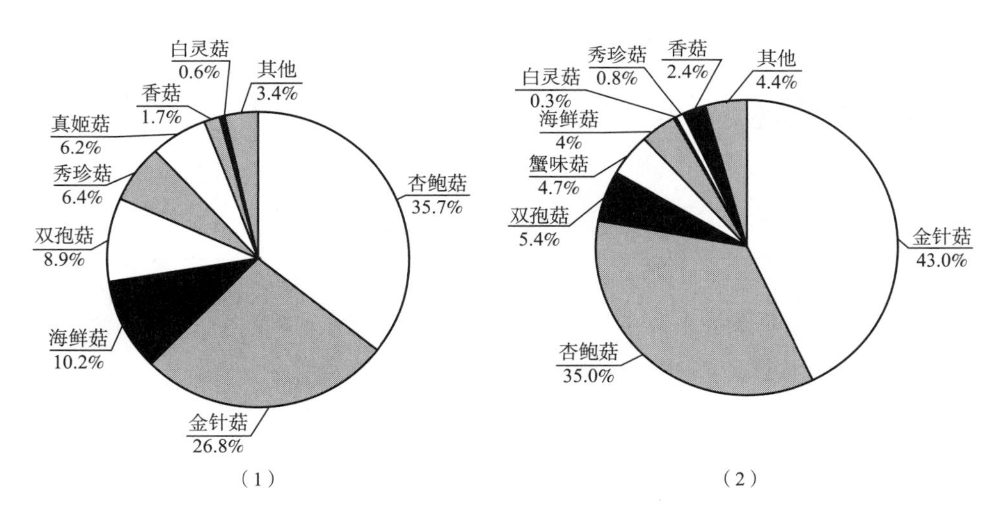

图 3-6 各食用菌生产企业数量与产量

（1）各食用菌生产企业数量占比 （2）各食用菌产量占比

21 世纪号称生物技术的世纪，生物技术影响着各个行业和产业。食用菌作为一种大型真菌，生物技术的同样也对其发展有着巨大的影响，深层发酵和基因重组细胞培养对于食用菌产业具有举足轻重的作用。其中菌丝的深层发酵制种，有效地提

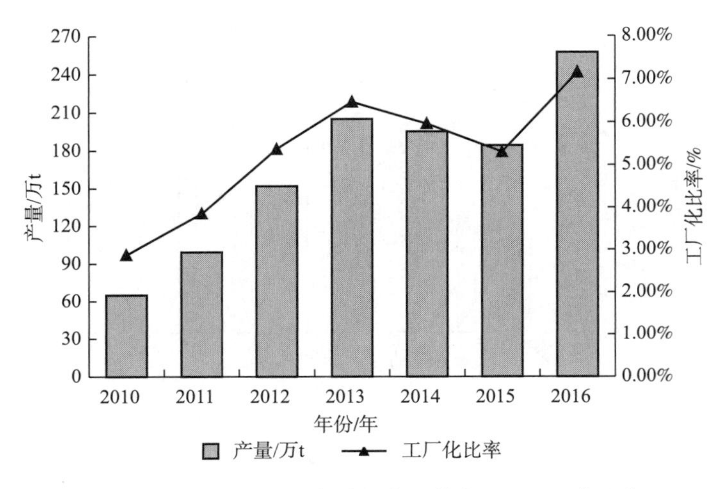

图 3-7 2010—2016 年我国食用菌产量及工厂化比率

高了食用菌工厂化生产规模和效率。食用菌不仅在栽培方式上工厂化，同时为了适应工厂化栽培的快速方便，食用菌液体菌种技术在 1948 年美国科学家 Humfeld 等成功实现了蘑菇液体深层培养，很快使欧美国家蘑菇生产在 20 世纪 50~60 年代快步进入了液体菌种和工业化栽培时代。以英国为例，全国菌种仅由 Sylvon 和 Amycel 两大国际菌种公司完成。而英国食用菌的产值大大超过了马铃薯的产值。我国液体菌种也随着食用菌工厂化的进程，不断发展完善，在工厂化生产中 50%以上采用液体菌种。根据中国食用菌协会工厂化委员会的调查结果，全面使用液体菌种金针菇工厂中，菌种成本仅占 2%。2017 年，周峰等对香菇采用液体菌种和固体菌种的成本进行了对比，液体菌种直接降低成本 60%。2016 年金针菇、杏鲍菇和真姬菇产量前十位的食用菌企业菌种形态见表 3-3。从表 3-3 可见，我国工厂化生产种大部分采用液体菌种。

表 3-3　2016 年全国产量前十位金针菇、杏鲍菇和真姬菇企业菌种形态

食用菌种类	企业名称	产量/t	形态
金针菇	上海雪榕生物科技股份有限公司	394	液体
	天水众兴菌业科技股份有限公司	340	液体
	如意情生物科技股份有限公司	293	液体
	上海光明森源生物科技有限公司	260	液体
	江苏华绿生物科技股份有限公司	134	液体
	福建万辰生物科技股份有限公司	120	液体
	山东康瑞食用菌科技有限公司	100	液体
	广东星河生物科技股份有限公司	70	液体
	天广中茂股份有限公司	65	液体
	中山市绿和食用菌有限公司	60	液体

续表

食用菌种类	企业名称	产量/t	形态
杏鲍菇	江苏香如生物科技股份有限公司	224	固，液
	中国绿宝集团有限公司	155	固体
	福建省中延菌菇业有限公司	142	固，液
	绿雅（江苏）食用菌有限公司	80	液体
	昆山正兴食用菌有限公司	70	液体
	福建嘉田农业开发有限公司	52	液体
	山西澳坤生物农业股份有限公司	50	液体
	江苏品品鲜生物科技有限公司	50	固，液
	广东星河生物科技股份有限公司	42	固，液
	浙江奉化绿欣源农产品有限公司	40	固，液
真姬菇	上海丰科生物科技股份有限公司	120	固体
	上海光明森源生物科技有限公司	100	固，液
	福建神农菇业股份有限公司	80	固体
	天广中茂股份有限公司	50	固体
	张掖善之荣现代农业有限公司	44	固体
	山东荣丰食用菌有限公司	35	固体
	广东星河生物科技股份有限公司	32	固体
	上海雪榕生物科技股份有限公司	26	固，液
	山东华鹜集团食用菌公司	25	固体
	天津鸿滨禾盛农业技术开发有限公司	20	固体

食用菌菌丝的深层发酵不仅对食用菌行业起到了巨大的推动作用，而且对于饲料和医药行业也有重大的影响。

食用菌菌丝深层发酵技术改善了秸秆的营养价值和口感。传统粗饲料如米糠，农作物秸秆等粗纤维含量很高，蛋白质含量较低，适口性较差，动物不愿意采食，限制了农作物秸秆饲料化。通过食用菌深层发酵技术对秸秆进行有效处理，能够有效降解秸秆中的木质素和纤维素，提高秸秆中粗蛋白含量，增加秸秆营养价值。

通过深层发酵技术生产的大型食用菌，如松口菇、香菇、真姬菇、巴西蘑菇等深层发酵得到的发酵提取物，研究发现其具有提高人体免疫力的功效。如冬虫夏草菌丝经深层发酵后，无论是水提取物还是醇提取物对肿瘤细胞均抑制作用。通过食用菌深层发酵技术，能够快速大量制备食用菌的有益活性物质，并将其广泛应用到医药行业，对多种疾病的预防和治疗都具有很好的效果。

菌丝深层发酵提高了食用菌活性物质的生产效率，但生物技术的发展，新的生物合成方式——细胞工厂，将活性物质的生产效率提升到一个新型的高度。这种合成生物学奠基人就是 Har Gobind Khorana，他于 1979 年人工合成了 207 碱基对 DNA，并获得诺贝尔奖。20世纪90年代测序技术和信息技术的快速发展，使生命科学进入了基因时代。2010年，Venter研究所在*Science*杂志上报道了首例“人造细胞”的诞生，这是世界上第一个由人类制造并能够自我复制的新物种。活性成分细胞工厂构建策略（图3-8）：①解析天然产物代谢途径；②将天然代谢途径与底盘细胞自身的代谢途径相结合，对目标代谢途径进行复制或转移；也可以根据现有目标成分或中间体化学结构，在底盘细胞中重新构建一条新的代谢途径；③利用工程菌株扩大培养，进行目标产物制备。

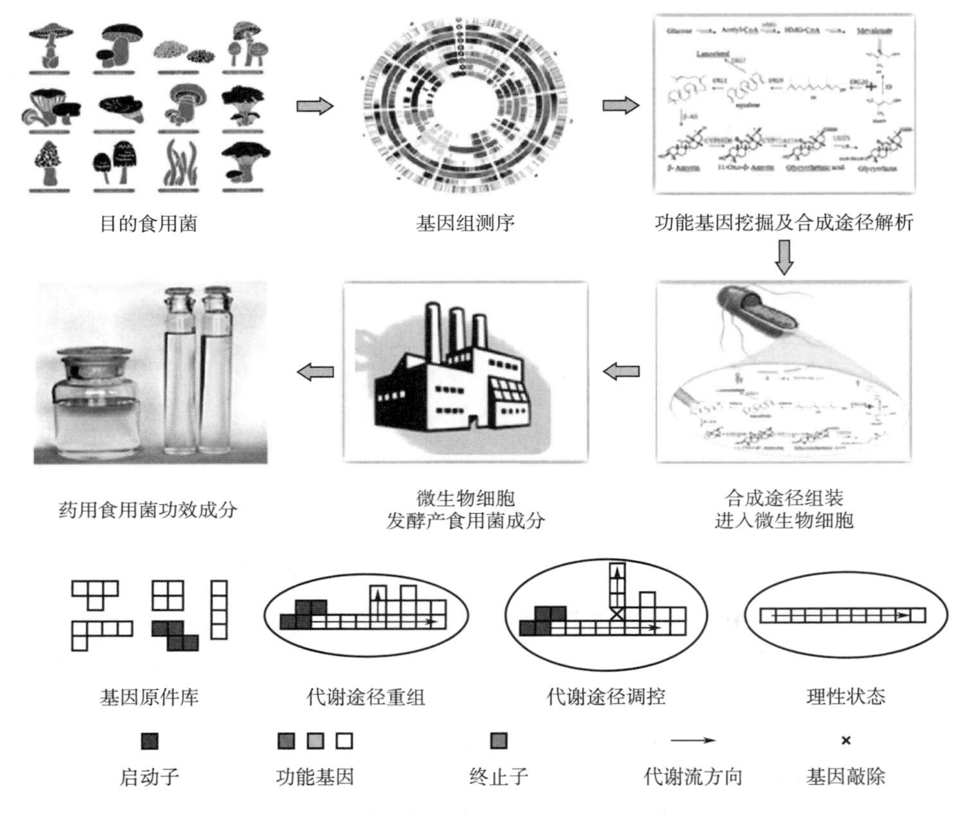

图3-8 食用菌的活性成分细胞工厂生产技术路线及其细胞合成技术策略

构建国内食用菌种利用细胞工厂进行活性物质生产开发的团队是上海交通大学钟建江课题组，他们拟通过基因工程的手段改善萜类生物合成途径，目前已成功建立了灵芝同源转化系统，利用染色体步移以及定点突变的方法，获得了灵芝同源转化筛选标记cbxR，进一步利用cbxR建立了农杆菌介导的灵芝转化系统。该系统表达了灵芝酸生物合成途径的关键酶3-羟甲基戊二酰辅酶A还原酶（HMGR），使工程菌株中灵芝酸的含量比野生型菌株提高了2倍，中间代谢物鲨烯和羊毛固醇的积累也高于相应的野生型菌株。这些技术将成为食用菌企业进一步提升的关键技术。

三、食用菌领域微生物健康产业的技术发展趋势

根据统计，全世界菌物150万种以上，大型真菌至少有140万种。其中有一半左右

具有一定的可食性，主要分布担子门的 31 属的 3000 多种是主要食用种类。200 种左右可人工栽培，其中约 100 种可实施经济可行的栽培，60 种可商业规模栽培。

“一荤一素一菌”成为健康时尚的膳食结构。食用菌人工栽培从简单手工栽培形成工业化，乃至构建起完整的食用菌产业，世界各国发展历程不同。根据从 FAO 网站公布的目前食用栽培分布图、1961—2018 年食用菌种植面积和产量变化图（图 3-9），可以看到全球食用菌产量和种植面积均是稳步上升。产量的增长速度在 2012 年前高于种植面积，这是工厂化栽培食用菌的结果。而在 2013 年后种植面积却迅速上升，恰恰是习近平总书记提出了“一带一路”的新的经济发展模式，随着“一带一路”贸易的发展，食用菌交易量和规模迅速增加，同时带动了“一带一路”沿线国家食用菌种植面积的增加。以以色列为例，从 1995 年、1996 年的 2100t 左右，截至 2016 年，增加到了 15200t。其中产量处于前 10 位的国家及其产量见图 3-10。对 1961—2018 年食用菌生产量在前 10 个国家（图 3-11）中国的食用菌产量远远高于其他 9 个国家。同时，我们还注意到，虽然我国食用菌产量很大，但是从 2010 年后我国的食用菌单价在 10 个国家中是最低的，一方面国内食用菌产量越来越大，同质化导致了出口的竞争力降低，另一方面随着世界食用菌种植的增加，需求量已经饱和，食用菌产业调整和提升是我国食用菌健康发展的重要方式。自 20 世纪 90 年代起我国的食用菌种植量迅速增长。且在 2014 年以后，无论是上升的国家还是食用菌生产下降的国家其增加和降低都趋于平缓状态。部分食用菌生产国 1991—2018 年食用菌单位售价见图 3-12。

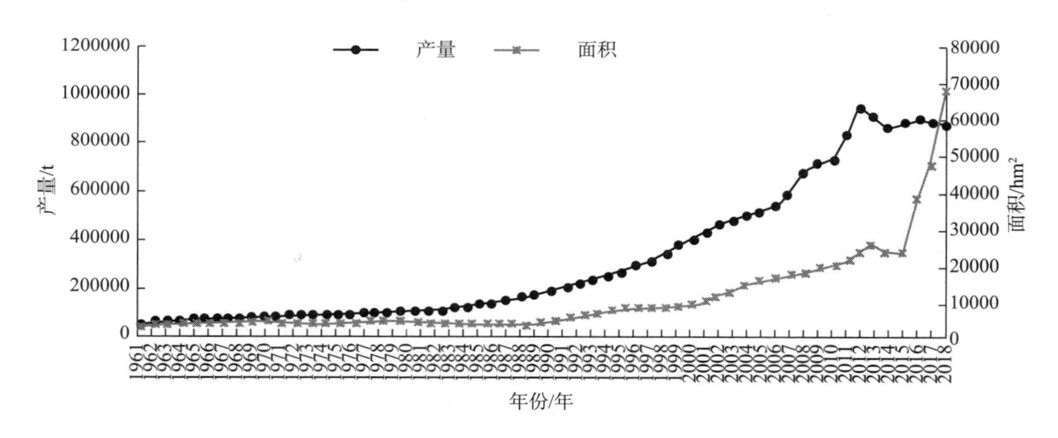

图 3-9　1961—2018 年食用菌种植面积和产量变化图（FAO， 2020.3）

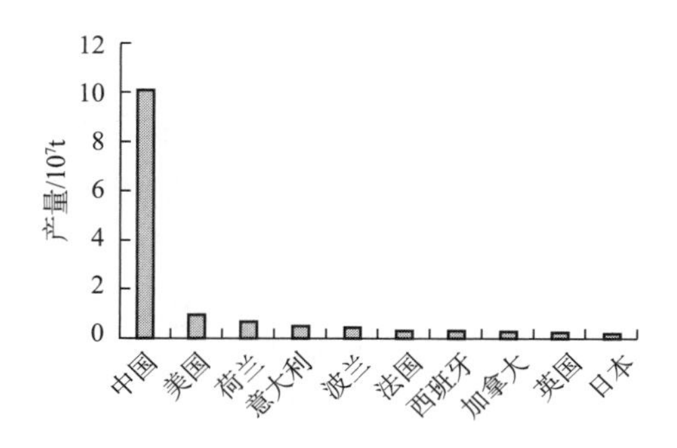

图 3-10　产量前 10 的国家及其食用菌产量

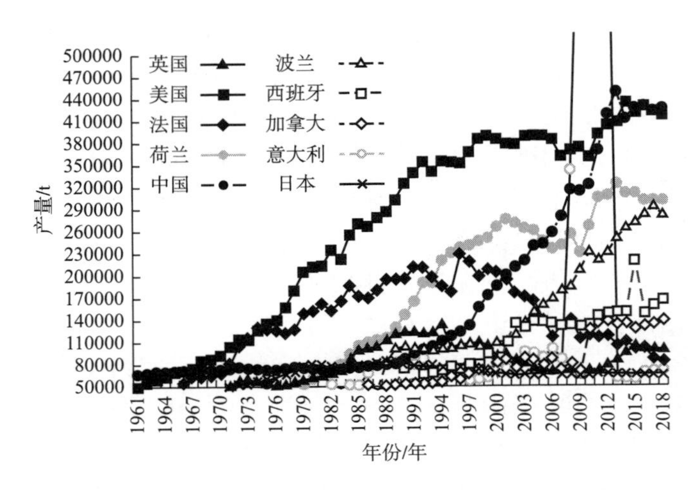

图 3-11　10 个食用菌主产国 1961—2018 年食用菌产量变化（FAO，2020.3）

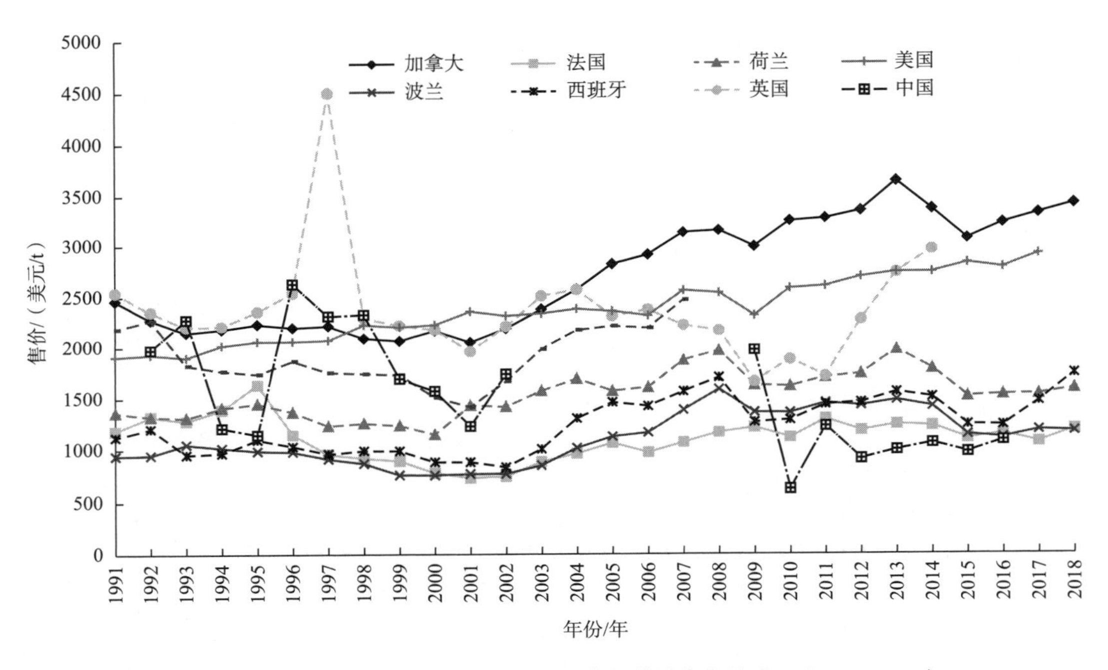

图 3-12　食用菌主产国 1991—2018 年食用菌单位售价（FAO，2020.3）

世界食用菌的产能分别趋于平稳状态。1987 年我国香菇产量超过日本后，世界食用菌产业加快向我国转移。从 1990 年占全球总产量的 28.8%上升到当今的 70%以上。目前我国已经成为毫无争议的食用菌生产大国，目前可进行人工栽培的食用菌有 60 多种，主要包括香菇、黑木耳、金针菇、平菇、毛木耳、双孢蘑菇、真姬菇、杏鲍菇、茶树菇、银耳、滑菇、秀珍菇、鸡腿菇、草菇等。中国食用菌消费主要集中在家庭消费和餐馆酒楼等市场。家庭消费的稳定增长已成为拉动食用菌产业持续发展的重要动力，随着中国城乡居民收入及消费水平的不断提高，食用菌需求量将进一步提升，具有广阔的发展空间。食用菌一直被认为是促进健康的食品，从环保降低碳排量的角度，用食用菌代替红肉制品也是一个非常好的选择。

食用菌栽培技术的发展趋势正如谭琦研究员在第三届四川（金堂）食用菌博览会所讲，概括为六个字，即粗放、精准、精智，其科技发展历程见图3-13。食用菌栽培技术经历了从亚洲到欧美再到亚洲的过程，21世纪我国开始了食用菌智能化栽培管理研究和应用。通过新中国成立70年来我国学者在国内外期刊所发表的食用菌文献分析总结可以概括出中国食用菌的科技发展总体历程。具体包括食用菌名称发展演变、菌种收集整理，驯化栽培和食用菌的食用药用价值认识四个方面。

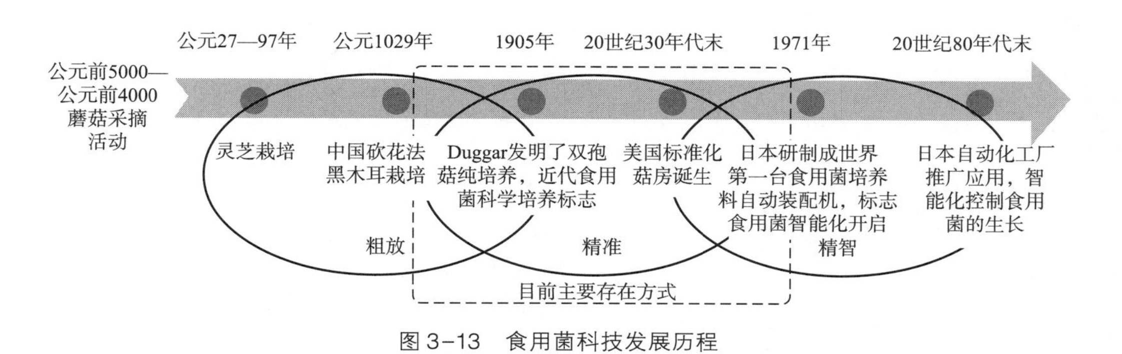

图3-13　食用菌科技发展历程

以食用菌为主题，1949—2019年我国学者发表食用菌文献见图3-14。从图可以看到，新中国成立以后对于食用菌的研究热度持续稳定上升，这也是适应我国迅速发展的食用菌产业需求。在20世纪70年代后期到90年代中期我国期刊刊登食用菌相关的技术文章要高于国际上食用菌期刊总文献量。这个高速发展正是新中国成立后经过20年的建设，基础设施已经完善，产业发展和科研呈爆发式发展，对外交流刚刚开始的时刻，这时对于国际上相关文献的贡献较少；而20世纪90年代后期随着对外交流的提升，科研基础的拓宽深入，在食用菌领域种的话语权增强，国际文献中我国科研工作者发表的文章数量开始增加，21世纪后，我国食用菌相关技术期刊文献国内外增长率基本相同。国内在新中国成立初期的30年，食用菌的相关技术文献只有44篇，而30年的建设和积累，在20世纪80年代食用菌的研究蓬勃发展，其中园艺种植处于领跑地位（图3-15），到目前仍然是发表文献量上是最多的。以80年代为起点，每10年相对于上一个10年的增长率进行比较，见图3-15右上角折线。20世纪90年代相对于20世纪80年代生物学和轻工业领域增长率远远高于其他领域；经过迅速发展后，各领域基本趋于一个稳定状态，发展不再有显著的波动。到21世纪后，与食用菌相关的中药学领域增长速率迅速增加，而正是大健康领域对于食用菌开发应用新的基础研究体现。在精准科学对慢性病、疑难杂症还未获得靶向物质时，中医学整体考虑的观点对于大健康领域将是一条古老的新途径。

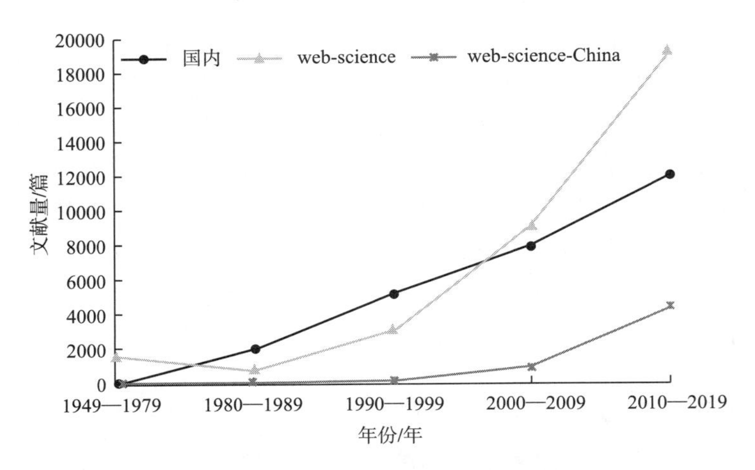

图 3-14　1949—2019 年我国学者发表食用菌文献变化

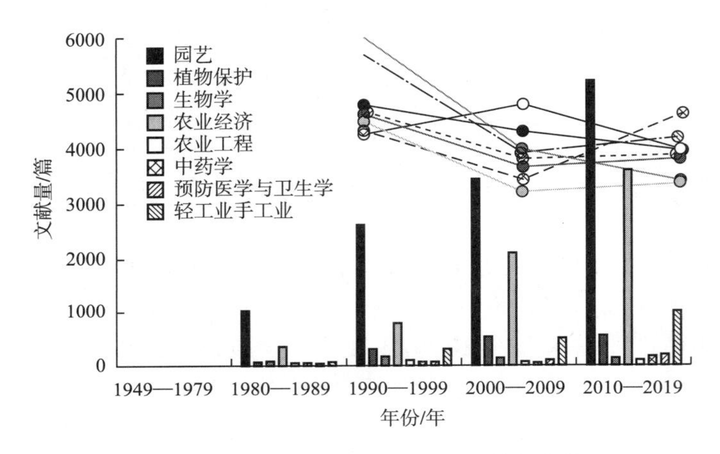

图 3-15　国内食用菌科技各学科文献变化情况

从 1986 年起到目前为止，专利申请已累计 18000 多项（图 3-16），而授权的发明专利仅为 188 项，基本是申请专利的 1%，缺乏原始创新是我们食用菌科技发展的一个软肋，而在专利申请和授权方面的分类主要是园艺、林业和轻工业手工业（图 3-17），与文献发表基本一致。

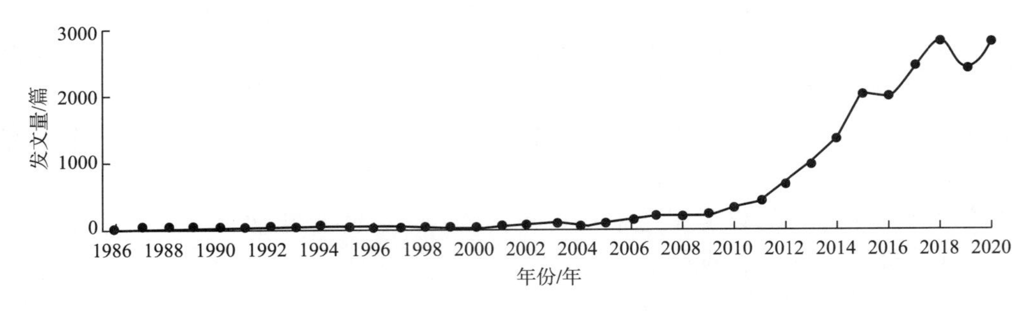

图 3-16　1986—2020 年食用菌专利申请数量变化图

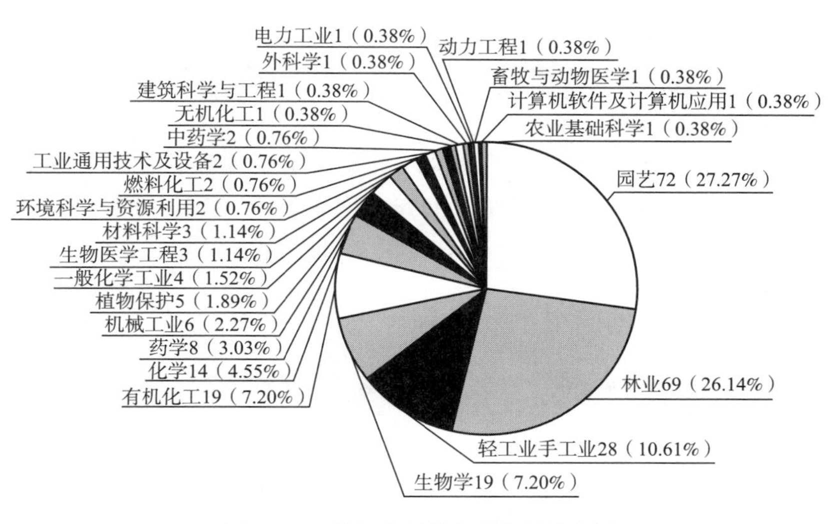

图 3-17　授权食用菌专利学科分布图

随着多年来我国食用菌产量多年来稳居世界首位，出口受限等因素，食用菌生产凸显相对过剩，从而对于深加工的需求越来越强烈，近年来轻工业专利申请增加速度较快，这也是科技解决食用菌增产增收的重要途径。

根据期刊文献、专利和标准制定的情况，食用菌技术发展历程从下面四个方面进行详细论述。

1. 食用菌语义演变历程

目前被国内外所认可接受的食用菌定义是国际蕈菌专家张树庭教授给出的：肉眼可见、赤手可得的可食大型真菌。食用菌语义演变历程见图 3-18。

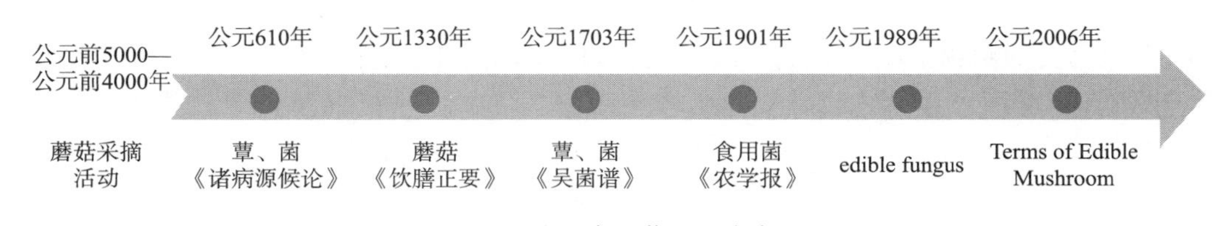

图 3-18　我国食用菌语义演变历程

作为文明古国，我国对食用菌认识利用的历史悠久，从公元前 5000 多年就开始有食用菌的采摘活动，而有文字记载最早出现在《神农本草经》中，将灵芝按照不同颜色分类。宋代陈仁玉《菌谱》第一次详细记录了 11 种大型真菌，主要包括松蕈、鹅膏菌、竹菌、稠膏菌，该著作比西欧同类著作早了 351 年。明朝潘之恒撰写了《广菌谱》，记录了 119 种食用菌。清代吴林的《吴菌谱》也收集记载了大量的食用菌。而食用菌语义传统的食用菌相关记载种均是以蕈和菌的词语出现。一般，“蕈”是木腐菌，“菌”指的是草腐菌，无论哪种菌，均指大型真菌。而随着现代科技发展，显微镜的出现，菌的概念扩展到了细菌、酵母。菌和蕈，菌的外延增加，而蕈仍然指大型真菌。食用菌一词第一次出现是对 mushroom 的翻译，在 1901 年的《农学报》。对于食用菌的英文翻译在 200 年以前，采用 edible fungus，这个词汇包括了可食用的酵母和霉菌，因此在 2006 年国家标准修订为 Terms of Edible Mushroom 准确表述了食用菌的概念。食用菌语义的演变体现了我国对食用菌认识和科技发展历程演化过程。

2. 菌种收集整理

无论是我国的食用菌记载书籍还是国外的菌类分类学，都集中在菌种的收集整理。据估计自然界的菌物有 150 万种以上，大型真菌至少有 140 万种。世界范围内已被人们所认知的真菌有 10 万种，其中 2300 余种为食药用菌。菌种收集整理及其理论见图 3-19。

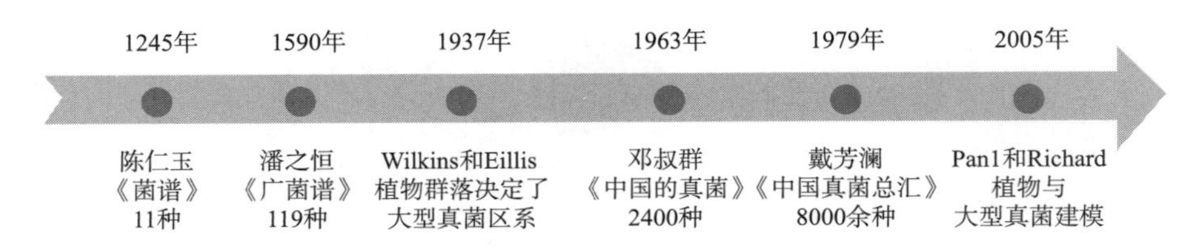

图 3-19 菌种收集及其理论发展历程

菌种资源收集整理过程发现植物群落的种类决定大型真菌的种类。一般植物群落越丰富，大型真菌的种类越多。代表性研究有：1937 年 Wilkins 和 Eillis 发现植物群落决定了大型真菌区系。2005 年 Panl 提出了植被的多样性可以用来估算大型真菌的多样性。Richard 等进一步提出了森林的等级丰富曲线与大型真菌丰度曲线均遵循对数正态分布。

中国纬度跨度大，植被丰富，因此大型真菌资源丰富，虽然相关研究起步较晚，但是取得了较为显著的成就。从 1963 年邓叔群编著的《中国的真菌》中记载的大型真菌 2400 种左右，到 1979 年戴芳澜《中国真菌总汇》收录真菌 8000 余种，并进行了相关分类整理，基本以跳跃式速度发展。近些年，菌物工作者继承前辈学者工作基础上，出版了综合类的菌物书籍，如《中国药用真菌图志》《中国经济真菌》《中国大型真菌原色图鉴》《中国食用菌志》《长白山伞菌图志》《中国热带真菌》《中国森林蘑菇》《中国大型菌物资源图鉴》等；以及分区域的专著：《西藏大型经济真菌》《广东大型真菌志》《西南地区大型真菌》《长白山蘑菇》《台湾大型真菌》等。基本实现了大部分地区的大型真菌资源调查，完成了各地区的大型真菌调查，目前已报道的大型真菌资源收集状况见表 3-4。

表 3-4 已报道的中国各地域大型真菌分布概况

地区	省级行政区	大型真菌分布概况
华北	北京	大型真菌 867 种，隶属于 72 科 281 属，食用 294 种，药用 169 种，毒菌 56 种
	天津	黄伞、苇蘑、榛蘑、松蘑、裂褶菌类、毛头鬼伞、红蘑
	河北	大型真菌 525 种，隶属于 16 目 49 科 137 属。具有较高经济价值如口蘑、血红铆钉菇、榛蘑、杨蘑等 10 余种
	山西	台蘑、银盘蘑菇、羊肚菌、枝瑚菌、猴头菇、香棒虫草、块菌、灰树花、松口蘑
	内蒙古	大型真菌 286 种，新种 9 个，中国新记录种 30 个，隶属于 55 科 135 属，包含我国发现的：绿散孢盘菌属、巨囊菌、毛缘菇属、贝克巢孔菌属

续表

地区	省级行政区	大型真菌分布概况
华东	上海	160多种，隶属于子囊菌门、担子菌门中的40科，84属。野生食用菌57种，药用29种，有毒真菌24种，用途不明48种
	江苏	大型真菌290种，隶属于49科120属
	浙江	未见详细报道
	安徽	大型真菌107种，隶属于25科56属，多孔菌科20种，中鹅膏属8种
	江西	大型真菌185种，隶属于46科92属。优势科有4科，优势属有7属
	山东	大型真菌435种，隶属于64科166属。食用123种，药用90种，毒菌31种，新种2个，中国新记录种12个；建立了4种灵芝资源核心种质资源库
	福建	大型真菌170种，隶属于41科86属
	台湾	未见详细报道
华中	河南	大型真菌106种，隶属于33科65属
	湖北	247大型真菌，隶属于53科109属；新种1个，中国新记录种5个，湖北省新记录117个。食用103，食药兼用42，药用72，毒菌33
	湖南	大型真菌342种，隶属于53科127属。8种中国新记录种；具有经济价值的大型真菌184种
华南	广东	大型真菌1185种，隶属于56科、240属，488个中国新记录种，71个新种以及新变种，食用234种，药用134种，毒菌56种
	广西	大型真菌891种，隶属于276属80科17目，子囊菌123种以及变种，担子菌768种以及变种
	海南	未查到详细记载，但是有报道其中牛肝菌就有129种；灵芝16种，有所有木耳品种，银耳3~4种
	香港	未见详细报道
	澳门	未见详细报道
西南	重庆	未见详细报道
	四川	大型真菌110种，可食用的有74种，可药用的45种
	贵州	大型真菌187种，隶属于44科86属，红菇科含有的种数最多，为34种。食用141种，药用46种
	云南	大型真菌233种，隶属于48科94属，优势科有7科，食用97种，药用59种，毒菌35种
	西藏	大型真菌239种，隶属于44科118种，3个新种，1个拟定新种，中国新记录种2个，西藏自治区新记录种22个

续表

地区	省级行政区	大型真菌分布概况
西北	陕西	大型真菌 165 种，隶属于 35 科 79 属，优势科 9 种
	甘肃	大型真菌 141 种，隶属于 22 科 48 属。甘肃省新记录种 72，食用 87 种，药用 17 种，有毒 22 种
	青海	具有食用价值的大型真菌有 46 种
	宁夏	大型真菌 212 种，隶属于 29 科 69 属，宁夏新记录种 79 种，食用 137 种
	新疆	大型真菌 57 种，隶属于 26 科 46 属，食用 40 种，药用 16 种，毒菌 9 种
东北	辽宁	老秃顶子国家级自然保护区：大型真菌 273 种，隶属于 52 科 110 属，新种 1 个，中国新记录 3 个，辽宁省新记录种 72 个 仙人洞国家级自然保护区：大型真菌 189 种，隶属于 47 科 99 属，辽宁省新记录种 5 个 关门山国家森林公园：大型真菌 218 种，隶属于 46 科 106 属
	吉林	大型真菌 269 种，隶属于 43 科 88 属
	黑龙江	260 种，隶属于 113 属 52 科 14 目 5 纲 2 门，包括子囊菌门 2 纲 3 目 6 科 7 属 9 种，担子菌门 3 纲 11 目 46 科 106 属 251 种，其中黑龙江省新记录种 36 个

我国对食用菌专著的书籍就是对食用菌菌种记录和收集整理的过程。作为最早认识食用菌的国家，最早进行食用菌收集整理的国家，也是食用菌菌种整理收集最多的国家。目前国内对于菌种资源的调查只有浙江、台湾、海南、香港、澳门和重庆未见详细报道，其他地区均有相关资源调查报告。而这六个地区所处纬度较低，植被丰富，理论上菌种资源应该是丰富的，特别是海南省，在开发旅游资源的同时，对食用菌资源进行调查和开发，对于我国食用菌资源的整理和研究具有重要的意义。

3. 食用菌的驯化技术

食用菌的食用与其他作物利用一样，均从野生采摘过渡而来，在采摘过程中人类通过对食用菌形态、生境、习性的仔细观察，积累数千年的经验，开始了食用菌的驯化栽培，到 2004 年，200 多种实现了试验性培养，100 种可以人工栽培或培养，近年又新增尖顶羊肚菌和暗褐网柄牛肝菌。实现商业化栽培的有 60 种左右，规模化商业栽培的有 10 种。报道的首次人工栽培 53 种，见表 3-5，基本都是我国进行驯化并进行栽培，最早进行的栽培是在东汉时期进行的灵芝人工栽培。

表 3-5　食用菌主要栽培种类的首次记录表

序号	名称	拉丁名	栽培年份	发源地
1	灵芝属（4 种）	*Ganoderma* spp.	27—97 年	中国
2	黑木耳	*Auricularia heimuer*	581—600 年	中国
3	金针菇	*Flammulina velutipes*	800 年	中国
4	茯苓	*Wolfiporia cocos*	1232 年	中国

续表

序号	名称	拉丁名	栽培年份	发源地
5	香菇	*Lentinula edodes*	1000 年	中国
6	双孢蘑菇	*Agaricus bisporus*	1600 年	中国
7	草菇	*Volvariella volvacea*	1700 年	中国
8	银耳	*Tremella fuciformis*	1800 年	中国
9	糙皮侧耳	*Pleurotus ostreatus*	1900 年	美国
10	柱状田头菇	*Agrocybe cylindracea*	1950 年	—
11	阿魏侧耳（阿魏菇）	*Pleurotus eryngii*var. *ferulae*	1958 年	法国
12	刺芹侧耳（杏鲍菇）	*Pleurotus eryngii*	1958 年	法国
13	小孢鳞伞（滑子菇）	*Pholiota microspora*	1958 年	日本
14	猴头菇	*Hericium erinaceus*	1960 年	中国
15	大肥蘑菇（大肥菇）	*Agaricus bitorquis*	1968 年	荷兰
16	泡囊侧耳（鲍鱼菇）	*Pleurotus cystidiosus*	1969 年	中国
17	巴氏蘑菇	*Agaricus blazei*	1970 年	日本
18	斑玉蕈	*Hypsizygus marmoreus*	1973 年	日本
19	肺形侧耳	*Pleurotus pulmonarius*	1974 年	印度
20	毛木耳	*Auricularia cornea*	1975 年	中国
21	毛头鬼伞（鸡腿菇）	*Coprinus comatus*	1978 年	欧洲
22	高大环丙菇	*Macrolepiota procera*	1979 年	印度
23	大杯伞	*Clitocybe maxima*	1980 年	中国
24	金顶侧耳（榆黄蘑）	*Pleurotus citrinopileatus*	1981 年	中国
25	竹荪 3 种	*Dictyophora*spp.	1982 年	中国
26	晚季亚侧耳（元蘑）	*Hohenbuehelia serotina*	1982 年	中国
27	长根小奥德蘑（长根菇）	*Oudemansiella radicata*	1982 年	中国
28	灰树花	*Grifola frondosa*	1983 年	中国
29	蜜环菌	*Armillaria mellea*	1983 年	中国
30	绣球菌	*Sparassis crispa*	1985 年	中国
31	羊肚菌	*Morchella* spp.	1986 年	中国
32	白灵侧耳（白灵菇）	*Pleurotus eryngii*var. *tuoliensis*	1987 年	中国
33	蛹虫草	*Cordyceps militaris*	1987 年	中国
34	榆耳	*Gloeostereum incarnatum*	1988 年	中国
35	猪苓多孔菌（猪苓）	*Polyporus umbellatus*	1989 年	中国

续表

序号	名称	拉丁名	栽培年份	发源地
36	蒙古白丽蘑	*Leucocalocybe mongolicum*	1990 年	中国
37	鲍姆木层孔菌	*Phellinus baumii*	—	韩国
38	银丝草菇	*Volvariella bombycina*	—	中国
39	菌核韧伞（巨核侧耳）	*Lentinus tuber-regium*	—	—
40	淡红侧耳	*Pleurotus djamor*	—	印度
41	巨大口蘑（洛巴伊口蘑）	*Tricholoma giganteum*	1999 年	中国
42	多脂鳞伞（黄伞）	*Pholiota adiposa*	—	中国
43	黄白银耳（金耳）	*Tremella aurantialba*	—	中国
44	血红银耳（血耳）	*Tremella sanguinea*	—	中国
45	茶色银耳（茶耳）	*Tremella foliacea*	—	中国
46	亚牛排菌（牛舌菌）	*Fistulina subhepatica*	—	—
47	裂褶菌	*Schizophyllum commune*	2000 年	中国
48	暗褐网柄牛肝菌	*Phlebopus portentosus*	2011 年	中国
49	尖顶羊肚菌	*Morchella conica*	2014 年	中国
50	粉紫香蘑	*Lepista personatt*	2019 年	中国
51	美味蘑菇	*Agaricus edis*	2019 年	中国
52	大肥蘑菇	*Agaricus bitorquis*	2019 年	中国
53	野蘑菇	*Agaricus arvensis*	2019 年	中国

人工栽培以木腐菌为主，也有少数草腐菌、土生菌、虫生菌。能实现规模化商业栽培几乎是木腐菌和草腐菌。虽然我国有丰富栽培种类，主要产量仍来自木腐菌类型，2016 年我国产量超过百万吨的食用菌品种有 7 个，香菇以 898. 3 万 t 位居首位、其次黑木耳 679. 5 万 t、平菇 538. 1 万 t、双孢蘑菇 35. 2 万 t、金针菇 266. 9 万 t、毛木耳 183. 4 万 t 和滑菇 177. 1 万 t，7 种食用菌占到当年全国食用菌总产量的 85. 6%。珍稀食用菌的规模化、工业化栽培是我国食用菌栽培研究的一个很重要的方向，也是促进我国食用菌产业发展的动力。

4. 食用菌的食用药用开发认识发展状况

早在 1994 年裘维蕃教授提出了“一荤一素一菇”的核心理念，预言了食用菌在日常饮食中的重要地位。事实上食用菌含有丰富的蛋白质、氨基酸、多糖、维生素、矿物质等多种营养成分，具有抗肿瘤、调节免疫力、降低胆固醇等药理作用，是理想的药食两用食物。对国内外食用菌活性物质分析总计概括起来主要包括三大类物质：①次级代谢产物（酸、萜类化合物、多酚、倍半萜、生物碱、内酯、固醇、金属螯合剂、核苷酸类似物和维生素）；②（糖类）蛋白质；③高相对分子质量多糖，包括多糖肽和蛋白多糖。多糖是食用菌最广泛研究的生物活性物质，具有抗肿瘤和免疫调节作用，很多已经应用于临床治疗。下面将对目前食用菌主要的营养物质的提取利用技术进行分别详述。

（1）食用菌中的蛋白质氨基酸评分及其活性蛋白提取技术　食用菌中含氮物质主要以蛋白质和游离的氨基酸为主，一般情况下蛋白质含量鲜菇为1.5%~6%、干菇为15%~35%，高于一般食品。食用菌所含氨基酸种类齐全，大多数菇类含有人体必需的8种氨基酸，其中赖氨酸和亮氨酸含量尤为丰富，表3-6是我国产量较大的几种食用菌蛋白质的必需氨基酸组成，从表中可以看到食用菌蛋白质中氨基酸比植物蛋白的更全面，比动物蛋白的更安全。另外，食用菌中还含有甲硫氨基酸亚砜、氨基丁酸、鸟氨酸、瓜氨酸、氨基葡萄糖、乙醇胺等十几种稀有氨基酸，从而为食用菌在大健康领域中的应用提供了物质基础。

表3-6　5种食用菌蛋白质的必需氨基酸组成　单位：mg/100g

氨基酸	茶树菇	鸡腿菇	姬松茸	香菇	黑木耳	FAO/WHO推荐值	鸡蛋
苏氨酸（Thr）	45.81	34.21	22.52	31.46	50.18	40	51
半胱氨酸+甲硫氨酸（Cys+Met）	25.41	37.72	11.72	37.53	53.76	35	55
缬氨酸（Val）	50.82	29.82	26.23	30.71	27.24	50	73
异亮氨酸（Ile）	40.80	35.53	21.91	30.71	40.14	40	66
亮氨酸（Leu）	69.08	56.14	37.95	51.93	81.72	70	88
苯丙氨酸+酪氨酸（Phe+Tye）	63.71	71.49	34.87	47.01	70.25	60	100
赖氨酸（Lys）	64.07	38.60	27.15	35.63	51.61	55	64
色氨酸（Try）	13.24	12.28	6.79	12.13	18.64	10	16
合计	372.94	315.79	189.14	277.10	393.55	360	513

食用菌中未知蛋白质不断被发现，可用于生物技术过程和开发新药，如分解木质素的复合纤维素酶、凝集素、蛋白酶和蛋白酶抑制剂、核糖体失活蛋白和疏水蛋白等，大部分热稳定性、pH稳定性较高，因而适用范围广，在大健康领域中具有广阔的应用前景。表3-7为目前所发现主要的食用菌生物活性蛋白特征及其来源。

表3-7　食用菌生物活性蛋白特征及其来源

活性	名称	分子质量/ku	蛋白质序列	空间结构	来源
降解木质素的酶类					
氧化还原酶类	漆酶	60~80	已知	部分明确	木腐菌类和草腐菌
	木质素过氧化物酶	35~48	已知	部分明确	木腐菌类和草腐菌
	锰过氧化物酶	38~62	已知	部分明确	木腐菌类和草腐菌
	多功能过氧化物酶	42~45	已知	部分明确	木腐菌类和草腐菌
	纤维二糖脱氢酶	90~110	已知	已知	黄孢原毛平革菌，大部分担子菌和子囊菌

续表

活性	名称	分子质量/ku	蛋白质序列	空间结构	来源
纤维素酶	内切葡聚糖酶	24~85	已知	未知	密黏褶菌，罗耳阿太菌，干朽菌属，香菇，念珠菌球虫，其他
	纤维二糖水解酶	36~65	已知	已知	白腐菌，落叶松蕈
	β-葡萄糖苷酶	35~66 90~640	已知	已知	指虫拟蜡菌，黄孢原毛平革菌，平菇，松口蘑，金针菇，其他
半纤维素酶	内切木聚糖酶	21~36	已知	未知	双孢蘑菇，密褐褶菌，黄孢原毛平革菌，裂褶菌
	木聚糖酶	35~116	已知	未知	灰拟鬼伞，褐腐菌
	β-甘露聚糖酶	35~51	已知	未知	假蜜环菌，双孢蘑菇，灰拟鬼伞，香菇，黄孢原毛平革菌
	β-甘露糖苷酶	48，59~110	已知	未知	裂褶菌，黄孢原毛平革菌，灰盖鬼伞
		蛋白水解酶、肽酶和蛋白酶			
天冬氨酸蛋白酶	AmProt1，2b	45，90	已知	未知	毒蝇鹅膏菌
	CnebAPs	21~55	N端	未知	水粉杯伞
	LSAP	50	N端	未知	硫黄菌
	Pleureryn	11.5	N端	未知	杏鲍菇
	多聚胃蛋白酶	35	已知	已知	白囊耙齿菌
	未命名	25	未知	未知	黄孢原毛平革菌
	未命名	35	未知	未知	褪色红菇
金属蛋白酶	AMMP	21	N端	未知	蜜环菌
	FVP-1	37	N端	未知	绒状火菇
	赖氨酸特异性金属内肽酶（MEPs）	18~20	已知	已知	蜜环菌，灰树花，平菇
	甲硫蛋白锌金属蛋白酶	—	已知	未知	平菇
	TSMEP1，2	18	N端	未知	皂腻口蘑
	未命名	21	N端	未知	紫丁香蘑
丝氨酸蛋白酶	helvellisin	33.5	N端	未知	黑马鞍菌
	PoSl	—	已知	未知	平菇
	cordysobin	31	N端	未知	蝉花
	未命名	30	N端	未知	鸡枞菌
	未命名	40	已知	未知	灰树花
	未命名	15	N端	未知	小托柄鹅膏
	未命名	19	N端	未知	滑菇

续表

活性	名称	分子质量/ku	蛋白质序列	空间结构	来源
天冬酰胺酶	FvNase	85	已知	未知	绒状火菇
蛋白酶抑制剂					
CYC	Clitocypin 和大黄素	16~19	已知	已知	水粉杯伞，雨伞菇
丝氨酸蛋白酶抑制剂	POIA1，2	8	已知	已知	平菇
	Cnispin，cospin，LeSPI	约 16	已知	已知	水粉杯伞，灰盖鬼伞，香菇
	蛋白酶 K 抑制剂	14~20	未知	未知	彩绒革盖菌
	胰蛋白酶抑制剂	20，21.5	未知	未知	二年残孔菌
蛋白酶 A 抑制剂	GLPAI	38	未知	未知	灵芝
凝集素					
糠胺聚糖结合蛋白	凝集素（超过 200 多种被报道）	10~100	大部分未确定	10 种有 51 个结构	几乎所有食用菌都有
核糖体失活蛋白（RIPs）					
核糖体失活蛋白	阿都丁	13.8	N 端	未知	浅白多孔菌
	跟骨	16	N 端	未知	龟裂秃马勃
	弗拉明	30	N 端	未知	金针菇
	金针菇素	40	已知	未知	金针菇
	催眠素	20	N 端	未知	真姬菇
	马莫林	9	N 端	未知	真姬菇
	叶黄素	20	N 端	未知	灰离褶伞
	普劳特林	38	N 端	未知	虎奶菇
	维林	19	N 端	未知	金针菇
	velutin	13.8	N 端	未知	金针菇
核糖核酸酶（RNAsse）					
降解 RNA	RNase	8~18，28~45	已知/N 端	未知	双孢蘑菇，灵芝，香菇，平菇，侧耳，杏鲍菇，凤尾菇，其他
	RNase	14.6	未知	未知	浅黄褐乳菇
	RNase	20	N 端	未知	裂褶菌
	RNase 和 DNase	38	N 端	未知	松口蘑
其他蛋白质					
疏水蛋白	疏水蛋白 1，2，3，B	12~19	已知	未知	双孢蘑菇
	2 疏水蛋白 1，2	12，14	已知	未知	豆包菌
	子实体蛋白 SC1，SC3，SC6，疏水蛋白 6	11~18	已知	未知	裂褶菌
	其他疏水蛋白	10~20	已知/N 端	未知	灰盖鬼伞，香菇，平菇，其他

续表

活性	名称	分子质量/ku	蛋白质序列	空间结构	来源
生物素结合蛋白	塔马维丁1，2	16，15.5	已知	已知	姬菇
小蛋白和小肽	额尔宁，科迪明，胸膜蛋白酶，农杆菌素，泛素样，灵芝素	9~15	已知	未知	茶树菇，蛹虫草，灵芝，杏鲍菇，平菇
	鹅膏菌素、β-鹅膏素、阿曼那胺、苯丙氨酸、类鬼笔环肽、阴茎腺苷酸、去氧卵黄素	约1	未知	未知	鹅膏
成孔蛋白	金针毒素	31	已知	已知	金针菇
	鸵鸟素	15	已知	未知	平菇，茶树菇
	胸膜蛋白酶A，B	17，59	已知	已知	平菇
	硫黄菌凝集素（LSL）	35	已知	已知	硫黄菌
其他氧化还原酶	酪氨酸酶	42~55	已知	已知	双孢蘑菇，香菇，血红蜜孔菌，滑菇
	吡喃糖-2-氧化酶	61~70	已知	已知	黄孢原毛平革菌，大拟射脉菌，彩绒革盖菌，松口蘑
乙醚水解酶	环氧化物水解酶	37	已知	未知	黄孢原毛平革菌，灰盖鬼伞，双色蜡蘑
磷酸单酯水解酶	6-植酸酶	47~50	已知	未知	平田头菇，绒毛栓菌

作为特殊的活性蛋白，食用菌中含量少，一部分易变性。对其提取进行归纳总结分为六步，见图3-20。①从食用菌组织或菌丝体中获得蛋白质提取物；②根据筛选试验的要求进行制备（如测定酶活，抑制活性等）；③对获得蛋白质进行纯化（一般采用色谱的方法）；④进行蛋白质的鉴定和表征；⑤为了获得重组蛋白，对该蛋白质进行测序，获得其核苷酸序列，并将cDNA克隆到合适的表达载体中；⑥载体培养生产目标重组蛋白。实现特殊蛋白质在健康产业中规模化利用。

（2）食用菌主要活性多糖和提取技术发展现状　食用菌还含有大量的碳水化合物，是组成食用菌所占比重最高的大分子物质，在常见的食用菌中，这些碳水化合物基本可以占到食用菌干重60%。食用菌的成分组成架构中，纤维素的含量并不是很高，占整个成分10%~20%，而剩余的碳水化合物是以多糖为主。近年来，人们对食用菌多糖的研究越来越感兴趣。根据它们的化学和生物活性。基于Scopus数据的统计见图3-21。从中可以看到文章数量都在不断增加。从Tb-9A显示了2000—2017年每

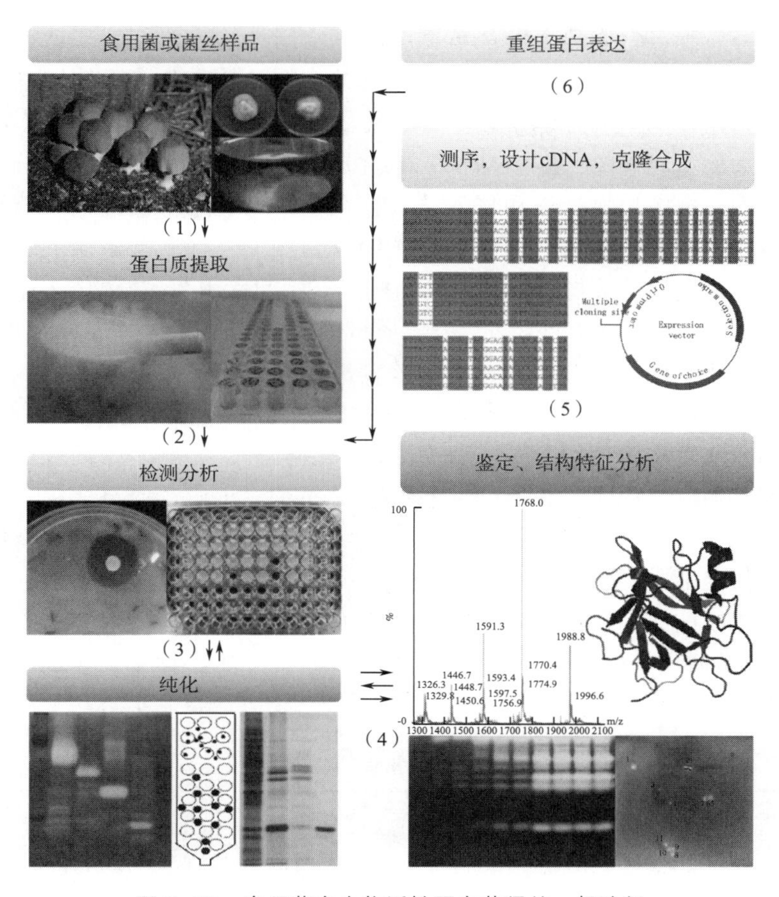

图 3-20　食用菌中生物活性蛋白获得的一般途径

年发表的论文数量，以及 MPs 研究的巨大增长，特别是近 10 年来。在众多国家中，中国是食用菌多糖研究最多的国家，其次是美国、日本、印度和韩国。在中国、日本、韩国和印度等亚洲国家在传统药物和食品中对蘑菇物种的更高利用率一样，这是这些国家对生物活性物质研究较多的因素之一。到目前为止食用菌中发现的多糖分为两大类，一种是存在主链，一种是不存在主链。存在主链的根据主链的不同又可以分为异半乳聚糖、异葡聚糖和异甘露聚糖主链三大类，表 3-8 是食用菌中常见的多糖。

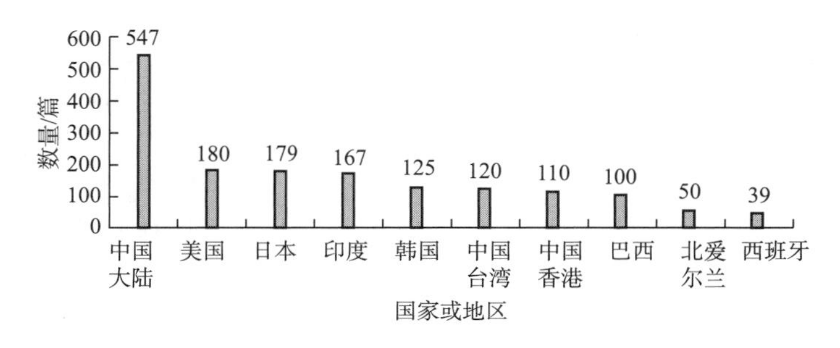

图 3-21　近 10 年不同国家或地区食用菌多糖发表文章数量

从目前研究发现，食用菌多糖从单糖组成到空间结构分为四个层次：一级结构指的是单糖排列顺序；二级结构是在氢键作用下的主链结构变化，而侧链基本不发生改变；三级结构由糖残基中的羟基、羧基等官能团组成，在非共价的相互影响下组合成规则有序、粗大的空间构象；四级结构无非就是一些在非共价作用力影响下，形成的多聚体。食用菌多糖的生物活性和自身结构存在紧密的关系：①用菌多糖结构具有一定的共同性。食用菌多糖生物活性变化与结构密切相关，食用菌多糖能够用在医学治疗上，主要是因为食用菌多糖具有葡聚糖结构。②因为食用菌多糖的结构特点，具有一定的分支性。对生物活性影响非常大，分子质量一般都是在（1×10^4u）~（200×10^4u）范围里。一旦分子质量超出这个范围，认为该食用菌多糖为三维结构，所以对于该生物活性的表达就比较困难。③食用菌多糖活性和β-D-葡聚糖结构之上的聚醛基等基团存在紧密的联系。④食用菌多糖分子一般都是胶束结构等，影响多糖活性的主要因素为疏水键及其偏转角度。Falch，B1H1 通过相关实验证明，LNT（香菇多糖）的空间结构可决定其对肿瘤活性的抑制程度。⑤食用菌多糖的溶解度及其活性。水溶性 D-葡聚糖因其直链不容易被 D-葡聚糖酶等水解，具有一定的医学治疗作用；β-（1，3）-D-葡聚糖因为分子基团的原因不溶于水，但是因为发生羧甲基化后，提高了食用菌多糖分子的水溶性以及抗肿瘤作用。实验发现食用菌多糖具有能够抑制细菌的生长、肿瘤增殖及提高免疫力等的功效。

表 3-8　食用菌中常见的多糖

分类		来源	主链	位点	侧链	分子质量/u
主链	半乳聚糖	双孢蘑菇	→6）-α-D-Galp-（1→和→6）-3-O-Me-α-D-Galp-（1→	O-2	α-L-Fucp 和少量的 β-D-Galp 非还原端或者 β-D-Galp 和少量的 α-L-Fucp 非还原端	3.7×10^5
		双孢蘑菇 *hortensis* 变种	→6）-α-D-Galp-（1→和→6）-3-O-Me-α-D-Galp-（1→	O-2	α-L-Fucp 和 β-D-Galp 非还原端	3.1×10^4
		巴西蘑菇	→6）-α-D-Galp-（1→	O-2	α-L-Fucp	1.9×10^4
		毒鹅膏菌	→6）-α-D-Galp-（1→	O-2	α-L-Fucp 和比较小的比例的 β-D-Manp 非还原端	2.6×10^4
		血红铆钉菇	→6）-α-D-Galp-（1→	O-2	β-D-Manp 非还原端	3.2×10^4
		毛头鬼伞	→6）-α-D-Galp-（1→	O-2	α-L-Fucp	—
		金针菇	→6）-α-D-Galp-（1→ →6）-α-D-Galp-（1→	O-2 O-2	3-O-D-Manp-L-Fucp，β-D-Manp 少量比例的 α-L-Fucp Fucp 和 Glcp 非还原端和 α-（1→6）-D-Manp 基团	— 1.3×10^4
		白蜡地层孔菌	→6）-α-D-Galp-（1→	O-2	3-O-D-Manp-L-Fucp 残基	1.5×10^4

续表

分类		来源	主链	位点	侧链	分子质量/u
主链	半乳聚糖	黑灵芝	→6）-α-D-Galp-（1→	O-2	α-L-Fucp 和 α-D-Galp-（1→6）-2-OAc-α-D-Galp-（1→6）-α-D-Galp-（1→6）-α-D-Galp-（1→4）-β-D-Glcp-（1→，α-D-Galp 或者 α-D-Manp	6.9×10^4
		灵芝	→6）-α-D-Galp-（1→	O-2	α-L-Fucp	1.2×10^4
		灰树花	→6）-α-D-Galp-（1→	O-2	α-（1→3）-L-Fucp 残基和 α-Manp	1.5×10^5
		猴头菇	→6）-α-D-Galp-（1→ →6）-α-D-Galp-（1→	O-2 O-2	α-L-Fucp 和较少比例的 Glc 和 3-O-Me-Rha Glc（1→6）链，Gk（1→3）链和 Fuc（1→4）侧链	2.0×10^4 —
		杂交平菇和香菇	→6）-α-D-Galp-（1→和→6）-3-O-Me-α-d-Galp-（1→	O-2	β-D-Manp 非还原端	1.7×10^5
		Inonotus levis	→6）-α-D-Galp-（1→和→6）-3-O-Me-α-d-Galp-（1→	O-2	β-D-Gkp 非还原端	5.0×10^3
		红褐乳菇	→6）-α-D-Galp-（1→	O-2	α-L-Fucp 非还原端	1.4×10^4
		硫黄菌	→6）-α-D-Galp-（1→	O-2	3-O-D-Manp-L-Fucp β-D—Manp 还有较少比例的 α-L-Fucp	2.8×10^4
		香菇	→6）-α-D-Galp-（1→	O-2	α-L-Fucp 和较少比例的 β-D-Manp 非还原端	1.6×10^4
		杏鲍菇	→6）-α-D-Galp-（1→和→6）-3-O-Me-α-d-Galp-（1→	O-2	β-D-Manp 和 3-O-Me-O-Galp	1.9×10^4
		佛罗里达侧耳	→6）-α-D-Galp-（1→	O-2	α-L-Glcp 和 β-D-Manp 非还原端	4.8×10^4
		秀珍菇	→6）-α-D-Galp-（1→和→6）-3-O-Me-α-d-Galp-（1→	O-2	β-D-Manp 非还原端	1.3×10^4
		平菇	→6）-α-D-Galp-（1→	O-2	β-L-Glcp 非还原端	2.4×10^4
		肺形侧耳	→6）-α-D-Galp-（1→和→6）-3-O-Me-α-d-Galp-（1→	O-2	β-D-Manp 非还原端	2.4×10^4

续表

分类		来源	主链	位点	侧链	分子质量/u
主链	葡聚糖	紫芝	Mainly→4）-β-D-Glcp-（1→和→6）-β-D-Glcp-（1→[a]		β-D-Glcp；γ-D-Galp；和→6）-β-D-Manp-（1→	8.3×10^5
		猴头菇	→6）-β-D-Glcp-（1→	O-3	β-D-Glcp 或 β-D-Glcp-（1→6）-β-D-Galp-（1→or β-D-Glcp-（1→3）-β-D-Glcp-（1→	3.0×10^4
		浓香乳菇	→4）-β-D-Glcp-（1→4，6）-β-D-Glcp-（1→	O-6	α-D-Galp	9.3×10^3
		香菇	→3）-β-D-Glcp-（1→4）-β-D-Glcp-（1→6）-β-D-Glcp-（1→3，6）-β-D-Glcp-（1→[b]		β-D-Glcp or→6）-α-D-Galp-（1→or→2，4）-α-D-Manp-（1→	1.8×10^4
		花脸香菇	→6）-α-D-Glcp-（1→2，6）-α-D-Glcp-（1→	O-2	α-D-Galp	4.0×10^4
		桑黄	→6）-β-D-Glcp-（1→3，6）-β-D-Glcp-（1→		α-L-Fucp 或 β-D-Glcp 或→3，6）-β-D-Manp-（1→residues	2.0×10^6
		平菇 粗糙口蘑	→3）-β-D-Glcp-（1→6）-β-D-Glcp-（1→[c]→3，6）-β-D-Glcp-（1→6）-α-D-Glcp-（1→[d]	O-3	α-D-Galp 或 α-D-Glcp β-D-Manp-（1→4）-α-D-Galp-（1→	2.0×10^5
		松茸	→4）-β-D-Glcp-（1→4，6）-β-D-Glcp-（1→	O-6	α-D-Xylp-（1→3）-α-D-Galp-（1→	8.9×10^4
	甘露聚糖	球孢白僵菌 布氏白僵菌 斯芬根虫草 *Lecanicillium muscarium*	→6）-α-D-Manp-（1→→2，6）-α-D-Manp-（1→→4，6）α-D-Manp-（1→	O-4	β-D-Galf 或 α-D-Galf-（1→2）-β-D-Galf-（1→O-2 连接在主链上 β-D-Galp	2.0×10^5
		Lecanicillium muscarium	→6）-α-D-Manp-（1→→2，6）-α-D-Manp-（1→	O-2	Tetrasaccharides fragments[b]	2.0×10^5
		蛹虫草	→2）-α-D-Manp-（1→→2，6）-α-D-Manp-（1→	O-6	→6）-α-D-Manp-（1→or→2）-β-D-Galf-（1→碎片，终止 α-D-Manp；α-D-Galp；α-D-Galf；β-D-Galf units[c]	2.3×10^4

续表

分类		来源	主链	位点	侧链	分子质量/u
主链	甘露聚糖	金针菇	→3）-α-D-Manp-（1→→3，4）-α-D-Manp-（1→	O-4	β-D-Xylp 或→3）-β-D-Xylp-（1→groups	3.1×10^{5}
		Lineolata rhizophorae	→6）-α-D-Manp-（1→→3，6）-α-D-Manp-（1→	O-3	β-D-Galf 或 β-D-Galf-（1→5）-β-D-Galf-（1→	—
非均一主链		巴西蘑菇	→6）-α-D-Galp-（1→ →2，6）-α-D-Glcp-（1→	O-2	α-D-Glcp	3.9×10^{5}
		蜜环菌	→6）-α-D-Glcp-（1→ →2，6）-α-D-Glcp-（1→ →6）-α-D-Galp-（1→	O-2	β-D-Glcp	7.8×10^{3}
		硬皮地星	→3，6）-α-D-Manp-（1→4）-β-L-Fucp-（1→ →6）-β-D-Glcp-（1→	O-6	α-D-Glcp	1.6×10^{5}
		美味牛肝菌	→6）-α-D-Glcp-（1→ →2，6）-α-D-Galp-（1→ →6）-α-D-Galp-（1→ →3）-α-D-Rhap-（1→	O-2	α-L-Arap	1.1×10^{5}
		美味牛肝菌	→6）-α-D-Galp-（1→ →2，6）-α-D-Galp-（1→ →2，6）-β-D-Manp-（1→ →6）-β-D-Glcp-（1→ →6）-β-D-4-O-Me-Glcp-（1→	—	α-L-Fucp 或 β-D-Glcp[a]	1.08×10^{4}
		印度丽磨	→3，6）-α-D-Galp-（1→ →4）-β-D-Glcp-（1→ →6）-β-D-Glcp-（1→	O-6	α-L-Fucp	2.0×10^{5}
		黑灵芝	→3）-β-D-Glcp-（1→ →4）-β-D-Glcp-（1→ →6）-β-D-Glcp-（1→ →2）-α-D-Manp-（1→ →4）-α-D-Manp-（1→ →4）-α-D-Galp-（1→ →3，6）-β-D-Glcp-（1→ →4，6）-β-D-Glcp-（1→	—	β-D-Glcp-（1→4）-α-D-Galp-（1→； β-D-Glcp-（1→3）-β-D-Glcp-（1→β-D-Glcp-（1→3）-β-D-Glcp-（1→β-D-Glcp-（1→6）-β-D-Glcp-（1→4）-α-D-GalpA-（1→4）-α-D-Galp-（1→	—

续表

分类	来源	主链	位点	侧链	分子质量/u
非均一主链	灵芝	→2）-β-L-Rhap-（1→ →3，6）-α-D-Galp-（1→ →2，6）-α-D-Glcp-（1→	O-2 或 O-3	α-D-Glcp	7.8×10^{4}
		→6）-α-D-Galp-（1→ →2，6）-α-D-Glcp-（1→ →3）-α-D-Glcp-（1→	O-2	α-L-Fucp	1.2×10^{4}
		→6）-α-D-Galp-（1→ →2，6）-α-D-Glcp-（1→ →3）-β-D-Glcp-（1→ →4，6）-β-D-Glcp-（1→	—	β-D-Glcp or α-L-Fucp	7.0×10^{3}
	Inonotus levis	→6）-α-D-Galp-（1→ →2）-α-D-Galp-（1→ →6）-α-D-3-O-Me-Galp-（1→[b] β-D-GlcpA-（1→[c]	—	无分支	—
	翘鳞韧伞	→6）-β-D-Glcp-（1→ →4）-β-D-Glcp-（1→ →3，6）-β-D-Glcp-（1→ →4，6）-β-D-Glcp-（1→	—	β-D-Glcp 或 α-L-Fucp	1.96×10^{5}
	凤尾菇	→6）-α-D-Galp-（1→ →2，4）-α-D-Glcp-（1→	O-2	β-D-Manp	3.5×10^{4}
	白黑红菇	→3）-β-D-Glcp-（1→ →6）-α-D-Galp-（1→ →2）-α-L-Fucp-（1→ →3，4）-β-D-Glcp-（1→	—	α-L-2-O-Me-Fucp 或 α-D-Manp	1.45×10^{5}
	粗柄白蚁伞	→3）-β-D-Glcp-（1→ →3，6）-β-D-Glcp-（1→ →6）-α-D-Glcp-（1→ →3）-α-L-Fucp-（1→	O-6	β-D-Glcp	2.0×10^{6}
	银丝草菇	→6）-β-D-Glcp-（1→ →4，6）-α-D-Manp-（1→ →6）-α-D-Glcp-（1→	O-4	α-D-Galp	1.6×10^{5}
	双体小包脚菇	→4）-α-F-Glcp-（1→ →2，4，6）-β-D-Glcp-（1→ →6）-α-D-Manp-（1→	—	α-D-Galp 和 β-D-Glcp	1.76×10^{5}

有关提取方法和研究内容的文献量见图 3-22。微波提取和超声波提取占到多糖提取的一半以上，对于功能性的研究主要有抗氧化、生物活性、抗炎症、抗癌和功能性食品等，并且相关的研究越来越多。近 5 年的研究是 21 世纪初研究的 20~60 倍，最为显著的是抗氧化研究，在各时期均处于主导地位。主要是因为疾病、衰老和生长均与自由基有关，而抗氧化就是对自由基的清除，所以作为一种基础的研究，而被广泛开展。同样在次级代谢产物中该方面的研究也占到主导地位。

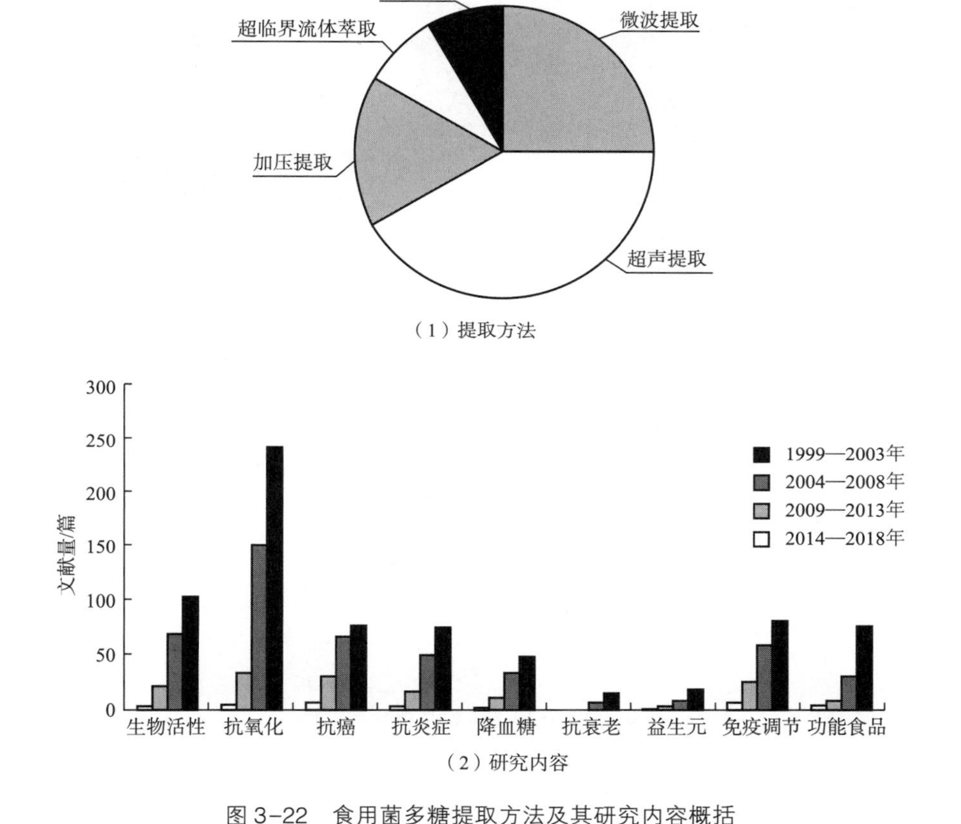

图 3-22　食用菌多糖提取方法及其研究内容概括

一般的提取工艺见图 3-23。多糖分子质量的确定目前多采用凝胶色谱以及新兴起的场流分析方法；多糖结构分析可以采用化学方法和仪器分析方法，而实际应用中往往是两种方法混合使用以获得多糖结构，相对于蛋白质分析而言，多糖分析要困难得多。特别是多糖的构象分析目前还没有特别的突破。而另一方面，不同来源的多糖功能性差别很大，与其空间结构和单糖组成密切相关。食用菌多糖的提取主要是应用水提醇沉的方式，不同食用菌由于其多糖的差异，在水提醇沉过程中需要进行条件的详细优化。

（3）食用菌中微量元素和次级代谢产物相关技术发展现状　食用菌含有多种维生素和多种具有生理活性的矿物质元素，如维生素 A、维生素 B_1、维生素 B_2、烟酸、生物素、泛酸、叶酸、维生素 B_{12}、维生素 C、维生素 K、维生素 E、维生素 D 和磷、钾、

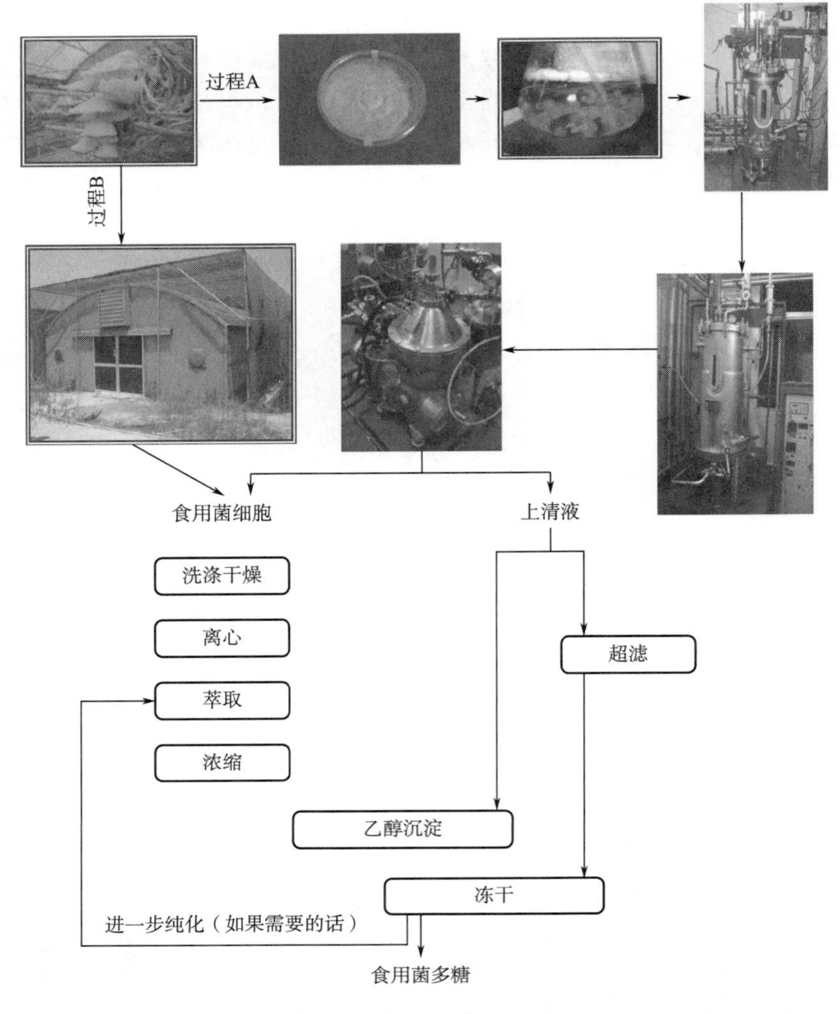

图 3-23　食用菌多糖提取一般流程

钠、钙、铁、锌、镁、锰、硒、锗等。其中 B 族维生素、烟酸、维生素 D 含量普遍高于其他植物性食品，如干羊肚菌维生素 A 含量为 21.9μg/kg，口蘑烟酸含量为 4.43mg/kg，黑木耳维生素 E 含量为 0.75mg/kg；维生素 D 含量也远远高于植物性食品，如黑木耳和银耳中其他含量分别为 44mg/kg 和 97mg/kg。同样，矿物质元素含量也很丰富，不同食用菌，对矿物质的富集程度不一样，银耳含磷较多，可以恢复和提高大脑功能；香菇矿物质元素中钾含量 65%；金针菇的锌元素；羊角地花孔菌丰富的硒元素。表 3-9 为美国农业部发布的国家营养标准参考数据库中金针菇、白色双孢蘑菇、平菇和灰树花的平均营养素含量。从该表中可以看到，食用菌中的维生素 B_{12} 与牛肉、动物肝脏及鱼类是一样的，生物利用度很高。新鲜的白色双孢蘑菇中所含的这种营养素的量低于其每日推荐摄入量（2.4mg/d）的 2%。但是，如此低含量的高度可利用形式的维生素 B_{12} 对于代替肉食的饮食习惯是非常重要的。食用菌是麦角固醇非常重要的植物来源，麦角固醇作为维生素 D 的前体物，经过紫外光的照射可转化为钙化醇（维生素 D_2）。

实验表明，食用了富钙化醇的蘑菇粉的大鼠中可有效增加体内25-羟基维生素D的浓度和提高骨骼矿物化，表明蘑菇粉中的钙化醇生物活性很高。探索光照先切蘑菇片是弥补钙营养不良很好的途径。食用菌中硒含量与土壤中的硒密切相关。可以通过调控食用菌的栽培基质来提高硒含量。

表3-9　　每100g新鲜蘑菇食用部分的平均营养素含量

营养素	金针菇	平菇	白色双孢蘑菇	灰树花
水分/g	87.8±0.5	90.2±0.5	92.2±0.5	90.5
蛋白质/g	2.66±0.25	2.75±0.24	3.00±0.22	1.94
脂肪/g	0.28±0.08	0.33±0.04	0.34±0.06	0.20
灰分/g	0.91±0.08	0.77±0.02	0.79	0.52
碳水化合物/g	8.42±0.81	5.95±1.63	3.69±0.99	6.81±2.10
膳食纤维/g	2.80±0.21	2.10	1.45±0.46	2.70
β-葡聚糖/g	0.62	0.79±0.06	0.21±0.04	0.29
麦角固醇/mg	37±9	69	59±4	59
钾/mg	359±20	324	358±16	204
镁/mg	16	15	10	10
铁/mg	1.15±0.09	0.91	0.22±0.05	0.30
磷/mg	105	98	94±8	74
锰/mg	0.08	0.01	0.05±0.01	0.06
钙/mg	0	1	4±1	1
铜/mg	0.11±0.02	0.12	0.30±0.01	0.25
钠/mg	3	6	15±4	1
叶酸/μg	52±2	6	19	29
烟酸/mg	7.03±0.86	5.87±0.97	2.80±0.94	6.58
泛酸/mg	1.35	1.30	1.36	0.27
核黄素/mg	0.20±0.02	0.33	0.22	0.24
维生素 B_6/mg	0.10±0.02	0.10	0.05±0.01	0.05

注：除非另有说明，数值以平均值±标准误表示。

另外还有一些人体难以合成独特成分如麦角硫因等，特别是食用菌中的次级代谢产物，与前面所述的多糖和蛋白质一样具有抗炎、抗癌、调节血糖等功效，在食用菌中研究较多的次数代谢产物是萜类特别是三萜类和酚类及其衍生物，以及部分特殊的脂肪酸类，见表3-10。

表 3-10　　食用菌中几种有代表性的次级代谢产物

产物种类	活性成分	来源
酚类	对甲氧基苯甲醛	平菇
	苯乙酸	水粉杯伞
	咖啡酸	双孢蘑菇
	香草酸	黑木耳
	单宁	香菇
	鞣花酸	香菇
		大白桩菇
	黄酮类	松乳菇
单萜类	萜烯	平菇
倍半萜类	倍半萜	合生韧伞
	Enokipodin A-D	竹荪
	愈创木酚硬脂酸酯	金针菇
	乳菇紫素	乳菇属
	Strobilactone A 和 B	嗜球果伞
三萜类	灵芝酸类	灵芝
	茯苓酸	栗黑褐拟层孔菌
	兰诺烷三萜类	红缘拟层孔菌
固醇类	麦角固醇，脱氧麦角固醇	红缘拟层孔菌，灵芝
	澳糖酸甲酯	南方灵芝
聚酮类	Merulinic acids A 和 B	胶皱孔菌
脂肪酸类	1-Octen-3-ol 10-Oxotrans-8-decenoic acid	双孢蘑菇，平菇
	棕榈酸	树舌灵芝
	松果酸（1-3）	灵芝
脂肪醇	香菇素	香菇
含硫杂环化合物	香菇香精	香菇
喹唑啉化合物	Dictyoquinazols A-C	长裙竹荪
生物碱	Sinensines A-E	灵芝

次级代谢产物在食用菌中还有一个很大的作用就是使食用菌具有特殊的鲜味，这些鲜味物质源于所含氨基酸和核苷酸及其代谢后的产物。食用菌风味料生产的关键技术要点，不同的氨基酸具有不同的呈味特性和呈味阈值，见表 3-11，同时也影响食用菌内的核苷酸的释放量。核苷酸与氨基酸同时存在则有相互协同增效作用。

表 3-11 各种游离氨基酸呈味特性与呈味阈值

游离氨基酸	呈味特性	呈味阈值/(mg/mL)
天冬氨酸	鲜味（+）	1
谷氨酸	鲜味（+）	0.3
天冬酰胺	无味（-）	无
丝氨酸	甜味（+）	1.5
谷氨酰胺	无味（-）	无
组氨酸	苦味（-）	0.2
甘氨酸	甜味（+）	1.3
苏氨酸	甜味（+）	2.6
丙氨酸	甜味（+）	0.6
精氨酸	苦味/甜味（+）	0.5
酪氨酸	苦味（-）	无
半胱氨酸	苦味/甜味/硫黄味（-）	无
缬氨酸	甜味/苦味（-）	0.4
甲硫氨酸	苦味/甜味/硫黄味（-）	0.3
色氨酸	苦味（-）	无
苯丙氨酸	苦味（-）	0.9
异亮氨酸	苦味（-）	0.9
亮氨酸	苦味（-）	1.9
赖氨酸	甜味/苦味（-）	0.5
脯氨酸	甜味/苦味（+）	3

食用菌营养丰富、富含人体所必需的十几种氨基酸、多糖、矿物质等物质，能促进人体对其他食物营养的吸收，增进人体健康。利用现代分离分析技术对食用菌各类活性成分从结构到功能进行研究，而对功能性成分间的相互作用、加工过程的变化和成品中的存在方式、稳定性的研究相对较少，对于未知功能性成分的挖掘增长较为缓慢。因此，对于增加食用菌产值，促进食用菌产业的健康发展，需要进一步对上述问题进行深入研究；并且，对于上述问题的深入研究将有利于食用菌在健康产业中的应用。

四、食用菌领域微生物健康产业的 SWOT 分析

（一）我国食用菌产业发展的优势

1. 产量大，品种多，销售量大，产业竞争力较强

随着食用菌产业的现代化，2006—2016 年工厂化产量从 8 万 t 增长到 257 万 t，增长为原来的 32 倍多，年复合增长率约 41.5%。2006 年我国工厂化食用菌产量仅占 0.5%，2015 年增长至 5.3%。图 3-24 是 2015—2019 年我国干制食用菌出口量变化图。总体而言，总量逐年递增，2018 年出口量为 20.08 万 t，同比增长 10.9%。2019 年

上半年中国干制食用菌类出口量为 7.87 万 t，同比降低 18.7%。出口额见图 3-25。截至 2018 年中国干制食用菌类出口额为 33.24 亿美元，同比增长 16.7%。2019 年上半年，中国干制食用菌类出口额为 13.04 亿美元，同比降低 20.6%，这组数据可以看出我国食用菌的出口单价呈下降趋势。一方面源于工厂化食用菌成本下降，另外随着我国食用菌出口随着“一带一路”的经贸发展，出口由主要发达的欧美市场转向“一带一路”的发展中国家，虽然数量增加，但是单价较低。不过，也体现了我国食用菌具有较强的竞争优势。

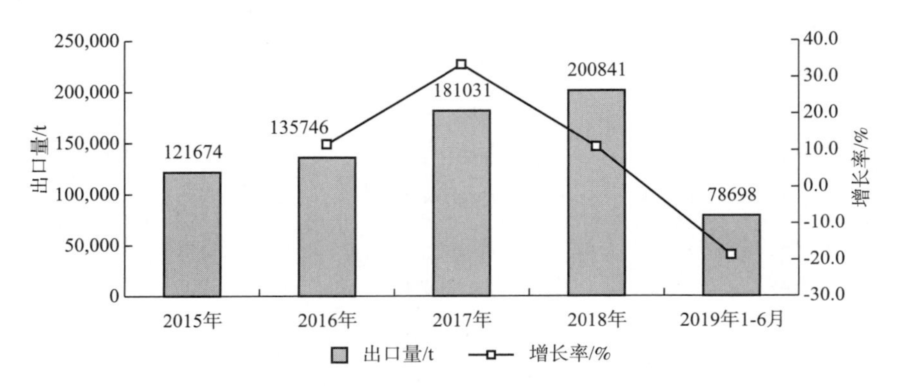

图 3-24 2015—2019 年上半年我国干制食用菌出口量变化图

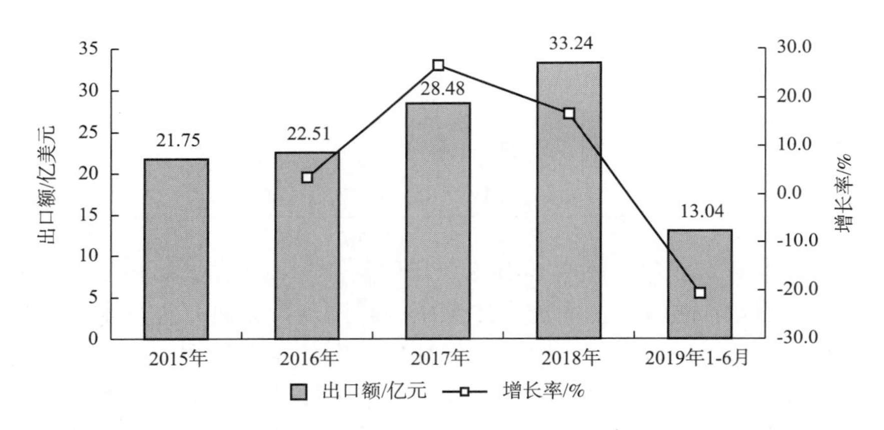

图 3-25 2015—2019 年上半年我国干制食用菌出口额变化图

2. 地域广阔，气候适宜，生产原料丰富

我国陆地面积 960 万平方公里，四季分明，优越的自然条件适宜多种食用菌的生长繁育，还为反季节性生产提供了便利条件。我国从南到北、从东至西，全国各省（市、区）均可生产不同类型的食用菌。作为一个农业生产大国，食用菌生产原料十分丰富。初步估计，我国年产农林等副产品约 8 亿 t。食用菌作为腐蚀性食物链中的重要组成，可以有效地利用这些农林副产品，变废为宝，形成枯草（枯木）→腐食小动物→真菌和放线菌→细菌→无机物的腐蚀性食物链。农业生产中，畜粪、沼渣和秸秆等通过食用菌的培养，出产食用菌，而残留的菌床和垃圾等进行蚯蚓、蜗牛养殖的养殖，生产动物性蛋白质饲料。如浙江省林业科学研究院所研制的“菌兴”菇耳精料，不仅是食用菌生产的有机原料，而且还可降低食用菌产品中铅、镉、汞和 SO_2 等有毒有害物质含量。

3. 种植历史悠久，菌种资源丰富

我国是世界上生物多样性最丰富的 12 个国家和地区之一，生物的多样性决定了菌种的多样性，因此，我国蕴藏着丰富野生食用菌资源。全球已报道 2500 余种，我国已发现了 1000 余种，云南被称为“野生菌王国”野生食用菌记载就有近 900 种，约占世界食用菌物种的 36%，占全国的 90%。具有代表性的野生食用菌主要有块菌、干巴菌、松茸、虎掌菌、鸡枞菌、羊肚菌、老人头、鸡油菌、马鞍菌、正红菇、青头菌、奶浆菌、草原黄蘑、香蘑、松乳菇、榛蘑等。目前，驯化栽培的食用菌种类超过 100 种，已经有 60 种商品化，除占食用菌主要市场份额（图 3-26）的香菇、木耳、金针菇、双孢蘑菇、平菇、草菇等 10 余种外，杏鲍菇、榆干离褶伞（白玉菇）、白灵菇、蛹虫草、真姬菇、大球盖菇、灰树花、茶树菇、亚侧耳（冻蘑）等一系列的珍稀品种也相继栽培成功，并且在我国广泛栽培，丰富了国内国际食用菌市场，也是我国极具出口潜力的品种。我国从元朝就实现了规范化的食用菌栽培模式，栽培技术比国外早了 700 多年。

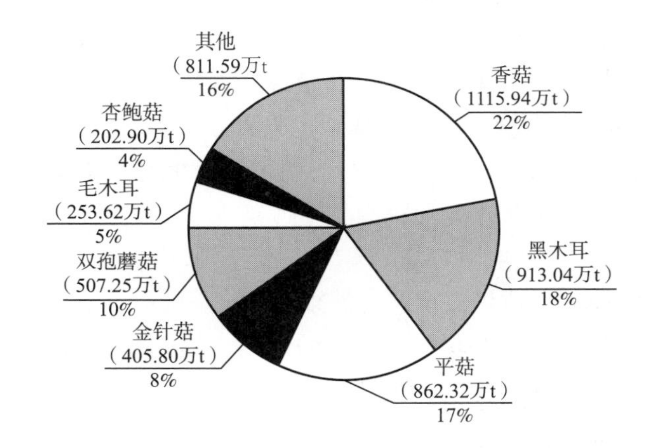

图 3-26　2019 年栽培食用菌所占市场份额

4. 生产发展趋于集中，优势区域逐渐显现

我国食用菌种植分布 31 个省（自治区、直辖市），2018 年，产量 100 万 t 的省份依次是河南、福建、山东、黑龙江、河北、吉林、江苏、四川、广西、湖北、江西、陕西和辽宁（图 3-27）。百万吨食用菌产量已经达到了 13 个省份。华东地区食用菌工厂化种植占全国工厂化种植的 66%。总体而言，香菇依然是 2018 年产量最大的品种，比 2017 年增加 32. 99 万 t，增长 3%，总产量率先突破 1000 万 t。产量超过 100 万 t 的品种包括：香菇 1043. 12 万 t、黑木耳 674. 03 万 t、平菇 642. 82 万 t、双孢蘑菇 307. 49 万 t、金针菇 257. 56 万 t、杏鲍菇 195. 64 万 t、毛木耳 189. 85 万 t。其中前 7 位的品种总产量占全年全国食用菌总产量的 51. 89%。盛产野生食用菌的云南和四川种植的松茸、牛肝菌、羊肚菌和菌块四种菌出口额占到我国食用菌出口总额的 75%以上。全国

已有1000多个食用菌种植村，500多个食用菌产业县，100多个产值超亿元的县，2000多家企业专门从事食用菌生产、加工和营销，从业人员达2500多万人。

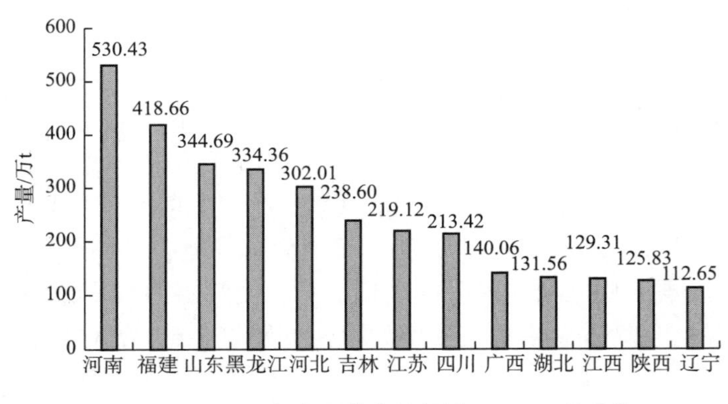

图3-27　2018年食用菌产量超过100万t的省份

5. “绿色”“有机”循环农业迅速发展

农业生产产生的有机废弃物主要包括农作物秸秆和农产品加工剩余物，传统利用途径有饲用、直接焚烧、炊事燃烧有机肥原料。随着农业技术发展，生态农业和循环农业的发展，农业固体有机废弃物利用方式进一步拓展，主要有基质化、肥料化、材料化、饲料化、能源化、生态化的“六化”路径。据相关统计数据显示，截至2007年，我国有23家食用菌企业通过有机认证，福建有6家，有机食用菌栽培面积（含野生菇生长的原始森林）达8.9万hm^2，累计生产有机食用菌7042t，国内销售额约为1.2亿元，出口创汇高达1400万美元。

（二）我国食用菌产业发展的劣势

1. 生产方式较为落后，质量安全问题严重

改革开放后，食用菌工厂化取得了长足的发展，但总体而言，我国食用菌生产仍以“手工作坊”种植栽培方式为主，生产效率低下，生产规模小、分散，存在农药滥用。这样造成货品来源多样，生产条件差别大，安全溯源体系难以建立，无法保障食品安全，这也是造成我国食用菌在国际市场竞争力差，价格偏低的重要因素；再加上我国食用菌产品标准及相关检测方法严重滞后于行业发展，也一定程度造成了食用菌产品安全问题层出不穷，特别是在处理国际贸易纠纷时，往往处于被动局面。2008年以来，欧盟、日本和美国先后在我国出口的香菇、木耳、牛肝菌和松茸等多个产品中检测出农药残留超标，从而对于我国食用菌出口造成了一定的影响。

2. 生产规模小，加工技术落后

发达国家的食用菌生产已普遍采用先进的“三次发酵”栽培技术工业化生产，蘑菇产量达到36~40kg/m^2，而我国的产量大部分在20kg/m^2左右。我国虽然食用菌生产量最大，经过多年发展和经营，各地建立了各级食用菌协会组织，各类食用菌农村合作社等在一定程度上促进了产业结构的发展，但目前结构仍不够完善，功能作用弱，生产仍然分散在千家万户，规模小、条件差，抵御自然、社会和市场风险能力弱，在

国际市场竞争中处于劣势，经济效益低。再加上我国食用菌深加工品种和工艺开发不足，精深加工品少，自主创新产品更少，产业链不完整，大部分食用菌产品以鲜销为主，易造成菇贱伤农的问题。

3. 市场竞争无序，开拓力度不足

我国市场经济起源于改革开放，市场还不完善，食用菌的市场竞争处于无序甚至混乱的状态，各企业为争夺国外客户，竞相压价，甚至赔本做生意，严重损害广大菇农和消费者的利益，直接影响食用菌产品的国际竞争力。在市场开拓方面，大部分企业仍侧重于国际市场，忽略我国日益崛起的国内消费市场，在很大程度上制约了食用菌产品未来市场的扩大与拓展。

4. 高素质专业人才少，从业人员结构复杂

传统的食用菌产业属于劳动密集型产业，门槛较低，“一学就会，一看就懂，一懂就干，一干就赚”，导致从事食用菌产业的人员以农户为主，水平参差不齐，构成复杂，而且随着城镇化的进程加快，农村空心化，有经验的食用菌栽培土专家老去，而新一代还未培养起来。人才断代和人才层次不齐共存。根据食用菌人才市场供求信息反馈，目前的食用菌产业发展中，食用菌专业人才的需求备受关注。缺乏专业人才是食用菌产业发展的瓶颈问题。

5. 菌种产权保护不力，资源调查需要进行完善，生产经营混乱

食用菌菌种是生产中至关重要的一个环节。资源调查对于开发具有自主知识产权的菌种是重要途径，特别是目前台湾、海南、香港、澳门和重庆等地还没有资源调查的相关报告，而从食用菌的分布的特点，这些地区理论上属于食用菌菌种资源丰富的区域。由于食用菌的生物特殊性，只要获得一小点菌种样品，就可分离培育出菌株，这导致企业投入大量人力、物力开发出来的菌种（菌株）资源得不到保护。这种产权保护机制的缺失，导致生产企业和科研机构逐渐失去培育新品种的信心和动力，相互引种成为食用菌菌种生产主流，甚至通过“盗版”和“复制”菌种获取盈利，自主知识产权的新菌株开发保护的缺失，最终导致菌株的生产性状呈规模性退化。特别是面对国际知识产权保护规定在我国农业领域的公布实施，菌种成为一枚“不定时炸弹”，在无法预知中爆炸，而使食用菌国际贸易业务遭受灭顶之灾。

另一个问题是对驯化的食用菌没有系统管理和品种鉴别。通过人工种植驯化成功的食用菌品种在该市场上流通较多的有 30 种左右。在这些菌属下根据菌种形态和栽培温度不同，可分为几十种甚至上百种菌株。由于没有规范的菌种名称，导致命名混乱，进而导致管理的混乱，为“盗版”菌种、“复制”菌种提供了违规盈利空间。

还有一个问题是监管销售一体化。2015 年农业部联合有关科研单位制定的《食用菌菌种管理办法》，在该规定中，菌种保藏中心与菌种培育（发现）单位（或个人）拥有同样的菌种权利，这样造成实际操作中，菌种保藏中心一边认定、保藏新菌种（菌株），一边销售新菌种（菌株）或新菌种（菌株）变种。

（三）我国食用菌产业发展的机遇

1. 产品的经济和社会价值日益显现

食用菌含有丰富的蛋白质、脂肪、多糖、矿物质、维生素、核苷酸等物质，能够

提供人体必需的氨基酸和有益矿物质元素，味道鲜美，食用价值高。很多食用菌产品具有滋补和医疗保健作用，例如灵芝、茯苓、冬虫夏草、猪苓、马勃、竹黄、雷丸、银耳、桑黄、木耳等，有的是药食兼用，有的是名贵中药；灰树花、姬松茸等食用菌也成为新开发的重要资源。食用菌除作为常用食品或用来开发保健品和药品外，因其生产过程能够分泌各种酶类，从而分解植物体或有机质中的纤维素、半纤维素、木质素等，可用来解决秸秆污染问题。食用菌与大田主要农作物水稻、玉米和小麦相比，低耗水（1kg 产品只需耗水 2.7～4.0kg）和高生物转化率（80%～150%）的特点，生产过程中几乎能达到废弃物的零排放，经济价值和社会价值高，从而成为促进地方农村经济、使菇农脱贫致富和发展都市农业的重要作物。

2. 政府的重视程度日益增加

由于食用菌生产过程具有较高的生态效益与社会效益，是自然资源缺乏地域脱贫致富奔小康的重要途径。实践证明，它是改变我国农村、农业和农民经济、全面实现小康社会重要产业之一，受到各级政府的高度重视。《2010 年农业机械购置补贴实施指导意见》中，将食用菌生产机械（设施、干燥、遮阳网等食用菌相关物资）纳入了农业机械购置补贴产品种类范围内，为今后食用菌产业的大发展奠定了基础，促进了我国食用菌机械化的全面推广应用。地方政府在调整农业产业结构中，在人力、财力和物力上对食用菌产业给予扶持。山东、河北、河南和辽宁等省食用菌产业年增长速度达到 28%。为了满足食用菌长期发展需要，国家出台各类符合产业发展的标准，进行规范管理，有力地制约了品种申报、区域试验、品种审定等流程中存在的隐性的、甚至违规的操作，品种市场和生产中品种的应用渐趋法制化、规范化。

3. 食用菌科研人才培养显著增加

随着食用菌产业化发展，吉林农业大学于 2002 年设立了食用菌专业，开创了培养食用菌生产、加工、育种的全日制专业人才的先河。随后，南京农业大学、华中农业大学、福建农林大学等高校也进行了相关食用菌人才培养，随着人才培养的进行食用菌研究机构也纷纷成立。目前食用菌研究机构 100 余家，遍布各个食用菌生产省市。随着食用菌产业的发展，专业研究队伍的日益壮大，微生物学、植物病理学、农学、林学、园艺学、食品科学界的专家学者加入了食用菌研究，逐渐形成完善的食用菌产业研究群体。

4. 健康理念深入人心，市场需求增加

随着经济发展，我国居民人均可支配收入逐年增长（图 3-28）。城镇居民人均可支配收入从 2000 年底的 6000 元/人，到 2017 年底增加为 36396 元/人，年复合增长率为 11%，购买力大大增加，再加上“一荤一素一菇”的健康饮食理念越来越被广大消费者接受，食用菌作为餐饮业中不可缺少的菜肴，在国内将有很大市场。就国际市场而言，新鲜和冷藏类主要的出口集中在日本、美国、欧洲和韩国；腌制品集中在欧洲、日本、巴西与马来西亚；干货集中在中国香港、日本、欧洲与东南亚国家，同时也有向其他国家扩散的趋势。而且国外食用菌生产以工厂化为主，品种单一，我国的茶树菇、杏鲍菇、柳松菇、真姬菇等在国际市场都供不应求。还有珍稀菌类和野生菌等由于其特殊的营养价值和药用价值，国内需求也在迅速上升。随着国内经济平稳回升，居民消费信心增加，预计在3～5年内国内食用菌的消费市场将会呈现几何数量级增长。

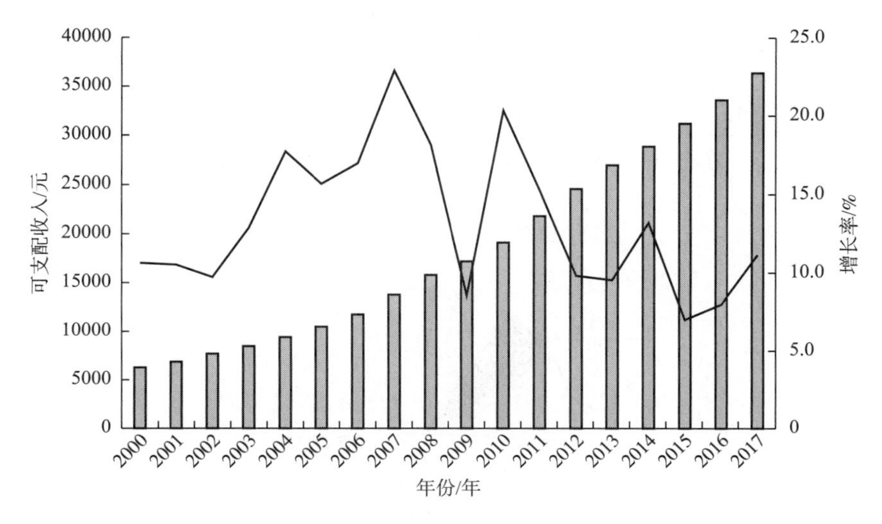

图3-28　2000—2017年我国城镇居民可支配收入变化

（四）我国食用菌产业发展的威胁

1. 劳动力成本增加，成本优势将于国际逐渐缩小

随着人口年龄结构快速转变，劳动力市场的主要矛盾开始从量的不平衡向高质量就业的方向转变，待遇要求不断提高，再加上技术创新和劳动力培训成本的上升，我国传统的人力成本优势将逐渐消失，国际市场食用菌出口价格一直处于比较平稳的态势，相对而言，我国食用菌出口价格处于低位水平，进一步加剧了我国以劳动密集型为主的食用菌国际贸易的低成本优势的减弱，出口贸易成本相应提高，国际贸易利润率下降。最终导致从事食用菌种植的企业个人转型，部分留下来贸易商则处于维持现状或收缩贸易状态，直接影响了我国食用菌国际贸易的健康持续发展。同时劳动成本的增加，还有可能出现国外食用菌冲击国内市场的现象。

2. 国内食用菌产业标准建设滞后

国际食品法典有2572项标准针对食用菌产业生产及相关产品质量控制，欧盟22289项，日本有9052项，美国有8669项，主要集中在对农药残留、金属含量、放射性残留、化学添加剂等制定的技术标准。特别是农药残留限量的制定是专门针对某国或某类产品而专门设计制定。而我国现行有效的食用菌国家及行业标准仅106项，其颁布变化见图3-29，标准的学科分布见图3-30。相关限量标准微乎其微，不仅不能保障国内食用菌产业的健康发展，也没法对国外食用菌的进口形成壁垒，难以与主要进出口市场接轨。

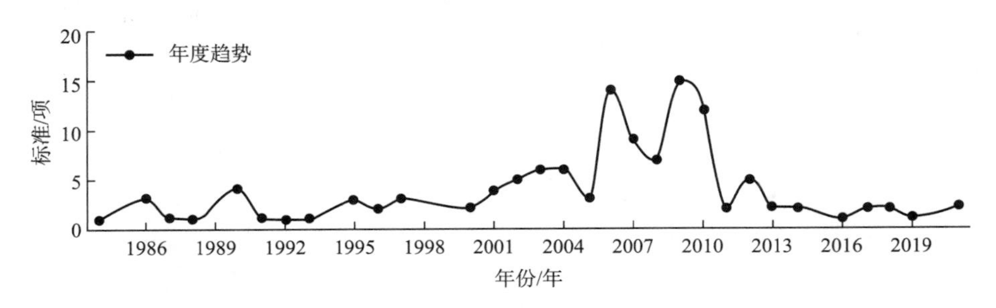

图 3-29　1984—2020 年食用菌相关标准颁布变化情况

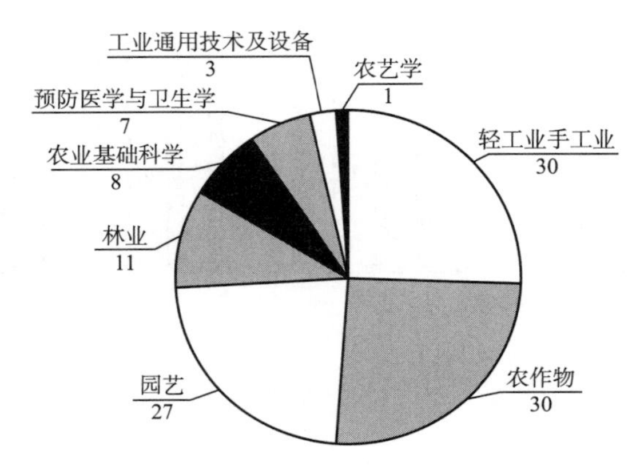

图 3-30　标准的学科分布

3. 知识产权保护不到位

知识产权保护是我国各行业存在已久的大问题，由于我国从 1985 年开始建立知识产权法律体系，将微生物的菌种列入了《专利法》保护范围。然而，我国专利制度建立 30 年来，食用菌的菌种申请了专利保护却很少，仅有十几项，产量占绝对优势的香菇居然没有香菇专利，黑木耳菌种专利为 4 项。无论从育种还是栽培，我国食用菌行业的技术水平不断提高，但是食用菌的知识产权保护问题却一直未得到应有的重视。反之国外食用菌知识产权保护制度非常完善。日本 1978 年起就将食用菌列为保护对象，实行了保护期 20 年的品种注册保护制度；截至 2004 年底，日本已经公布实施保护食用菌有 32 种，通过注册保护的品种有 145 种，其中包括我国高产的香菇、平菇、姬菇、凤尾菇、盖囊菇、鲍鱼菇、杏鲍菇、双孢蘑菇等。美国主要采用植物专利和植物新品种制度对食用菌进行知识产权保护。我国基本效仿美国对食用菌进行知识产权保护，宣传和操作技术层面的缺失，到目前为止只有白灵侧耳等少数品种列入国家新资源保护品种中。这种现象于我国食用菌生产大国的地位非常不相符，很难保护食用菌资源，最终导致我国自主研发食用菌品种越来越多地流失。虽然我国成功栽培的食用菌已达 30 多种，但多采用专家审定会予以确认，从而缺乏足够广泛的告知性和法律效应，致使我国食用菌的出口频繁地遭受日本等国的食用菌专利保护壁垒。从 2006 年起，日本在海关安装了食用菌 DNA 检测仪器，对进口的食用菌产品进行 DNA 菌种检测，如果发现进口的食用菌使用日本登记注册的菌种近源种，育种单位将向出口国收取专利费。知识产品保护的缺乏极大地影响我国食用菌产品的出口创汇；另一方面，知识产权保护不到位，导致了国内食用菌育种企业的无序竞争，原创菌种企业收不到应有的回报，极其不利于我国食用菌产业的健康发展。

4. 出口贸易风险大，因素多

我国是世界上最大的食用菌生产国和出口国，国际市场上占据绝对优势，欧美发达国家担心我国食用菌冲击其国内市场，常常利用技术优势，设置常规性技术壁垒、超常规性技术壁垒、反倾销甚至投机性壁垒来制约我国食用菌的国际贸易。例如，2006年双酚环氧树脂、酚醛环氧树脂、邻酚环氧树脂含量限定，导致我国出口欧盟和美国的食用菌罐藏制品受限；2006年，日本“肯定列表”制度，仅半年时间，我国的农产品被查出有476批次不符合日本《食品卫生法》而遭废弃或退货，其中鲜香菇3起、松茸2起、木耳1起；2007我国生产的松茸3例被日本检出乙草胺超标，导致我国松茸及其制品被实施“命令检查”，松茸产业遭到重创。发达国家还利用汇率手段，迫使人民币升值，增加我国食用菌产品出口成本，提高出口价格，降低出口竞争力，减缓我国食用菌出口速度。

五、食用菌领域微生物健康产业的发展建议

（一）建立有利于我国食用菌产业发展需要的产业标准和菌种保护机制

我国技术标准已形成了以国家标准为主体，行业标准为补充，强制性标准与推荐性标准互为参考、合理配置的体系格局。技术标准类型缺失，设置不合理的问题依然存在，有待进一步完善。因此，加快与国际标准接轨步伐，强化食品安全指标的制定。参照国际食品法典委员会标准（CAC），以及美国、欧盟和日本等主要出口国的食用菌生产及组织的文件和标准，对有毒有害物质如农药残留、重金属污染等指标的限定，从原辅料的秸秆在生产中使用化肥、农药处理，以及栽培环境和管理中消毒剂和农药的使用以及以市场为导向，从生产基础、产品本身、食品卫生与环境保护、物流、加工、菌种培育、繁殖、原产地保护、从业人员健康信息等方面，制定出具有系统性、实用性、先进性、协调性、可扩展性的标准体系，规范食用菌野生资源保护采集、人工种植、生产、加工、销售等所有环节，实现食用菌生产有标准、销售有规范、监测有方法有限量，推动食用菌产业向健康持续、规范化、集约化方向发展。实现与国际标准接轨，提升我国食用菌产品竞争力。

食用菌产业发展的基础是菌种，行之有效的菌种知识产权的保护，有利于我国新菌种的开发。因此，我们需要做好以下工作：①遵循国际植物命名法规，规范命名；②建立透明的菌种保藏机构，专门从事菌种保护，而不开展其他与菌种保藏无关的业务；③充分运用市场和计划两种手段，建立和完善食用菌菌种保藏组织体系，真正实现从源头上推动食用菌产业的发展，满足市场竞争的需要；④确立菌种质量至上意识，通过举办菌种制作、技术规程等培训班，向从业人员传播生产技术、先进经营管理经验，并借助现代媒体，加大《食用菌菌种管理办法》等相关法律法规的宣传力度，牢固树立菌种质量第一的意识；⑤推进菌种质量认证制度建设，执行食用菌菌种生产经营许可证，规范菌种生产经营，并对菌种质量进行跟踪管理，有效减少或避免因菌种

问题造成的损失，确保食用菌菌种质量安全。

（二）实施食用菌专业化和区域化生产及产品追溯制度

为应对“疯牛病”，监控牛肉产品的质量安全问题，欧共体在1990年左右提出最早的食品安全追溯体系，随后美国、日本先后推出一系列粮食、水产品、食品药品等溯源系统。2002年，我国开始探索使用溯源技术，逐步完善对农产品、食品的安全质量监控、溯源规范等，制定了《农产品溯源信息标识与编码技术》和《产品可溯源性统一规范》等规范制度。2005年，北京最先在蔬菜实施可溯源制度。我国作为食用菌生产大国开发建立引领国际的食用菌追溯体系促进食用菌标准化、规模化、专业化生产，提高食用菌产品的国际竞争力。如区块链的食用菌质量安全溯源系统，实现了食用菌的全流程监控，从菌种研发到菌棒繁育、栽培生产加工、保鲜储存和物流销售等全供应链的业务流程管理。进而依托互联网云平台为食用菌企业提供数据存储、查询与安全生产管理应用系统服务；同时协助企业参照HACCP、GAP或ISO22000建立食用菌安全生产质量管理体系，实现了“生产有记录、过程留痕迹、质量能追溯、产品可召回”的安全生产管理模式，以提高食用菌产业的整体素质和效益。

（三）加强食用菌科研开发能力、提升从业人员素质，进一步促进知识产权保护工作

科学技术是第一生产力，通过加大科研投资，开发食用菌新品种，加快食用菌种质资源调查鉴定和DNA标记进程，建立菌种基因库。通过专利制度对食用菌种源与地理标志产品等实施有效保护；汲取国际食用菌研究领域新科技，突破野生美味食用菌栽培的瓶颈。随着我国食用菌产业的调整，专业人才的合理配备是食用菌产业发展的关键。进一步提升食用菌节能增效，需要大量的新型食用菌专业技术人员，而且人才需求逐步扩增，迫切要求各大高校开设食用菌专业，培养更多的高级专业技术人员，促进食用菌产业的可持续发展。同时，积极修改和完善新品种保护制度，将更多的食用菌纳入保护种类；另一方面，加强食用菌行业知识产权制度建设，加强植物新品种保护、专利、地理标志等在内的与知识产权相关内容的宣传与培训，普及知识产权基本知识。实行有效的专利奖励和分配制度，引导科技工作者及时申请专利，从而有效保障企业科技成果的收益。

（四）规范食用菌生产农资市场，从根源上保障食用菌质量

食用菌生产过程中为了菌体健康成长，在生产过程中使用防虫、防病药品是必要的。一方面通过监测市场上农资销售情况、生产上农药使用情况评估食用菌产品及其深加工品种农药的残留情况，另一方面国家监管部门严厉打击禁用农药、假冒伪劣农药等的生产与销售，规范农药的选择与使用。推进食用菌合作社，将分散、量小的作坊式生产模式，通过合作社进行农资管理调拨和信息交流；也可以实施“公司+农户+基地”生产模式，逐步向专业化栽培转变。

（五）积极培育新兴市场，实行工厂化生产

随着“一带一路”经贸体系的构建，开拓除传统欧美日等出口国以外的其他国家进行食用菌出口贸易，循序渐进地开拓东南亚、非洲、拉丁美洲等有潜力的发展中国家市场；充分发挥行业协会和农合组织作用，积极关注国外最新的市场变化、贸易动态、技术标准、政策措施等相关信息，加大国际交流、对外宣传，协助企业出口。加

强企业自律，促进协作，防止陷入恶性竞争，互通有无。同时，挖掘国内市场，特别是珍奇药用食用菌在国内市场的销售；为了降低食用菌生产成本，开展工厂化生产，以做到合理投入，高效产出，为我国食用菌产品在国际市场上始终保持强大优势提供坚实的基础。

（六）大力发展食用菌加工业，延长食用菌产业链条

发展多种形式的农产品加工型企业，通过生产加工将食用菌初级产品处理成为营养丰富且功能多样的罐头、蜜饯、食用菌多糖、保健饮料等不同层次的产品，用以满足不同的市场需要。根据食用菌功能性和营养成分研究进展，开展高附加值化妆品、药品原料等，这既可以提高产品的技术含量和附加值，增加食用菌产业效益和农民收入，从而稳定生产，又可以分散市场风险，调节市场供应量，避免价格的大幅波动。

第三节 微藻类领域的微生物健康发展态势

微藻类简称微藻，是指一类在陆地、海洋及淡水湖等地方分布广泛的自养生物，直径一般为5~50μm，只有在显微镜中才能分辨其具体形态。已发现的微藻种类已超过5万余种，进入商业化生产主要微藻包括螺旋藻、小球藻、杜氏盐藻和雨生红球藻等，其中，螺旋藻和小球藻在全球微藻市场占据主导地位。

近两年，藻类被越来越多的企业、行业关注，尤其是其功能强大、生产效率高的优势。根据Credence Research的数据，2018年全球藻类产品市场价值达339亿美元，预计到2027年将达到565亿美元，2019—2027年的复合年增长率为6.0%。其中，藻类蛋白因植物蛋白需求的增高而越来越受到重视，Global Market Insights预测，2020—2026年，藻类蛋白将实现6%以上的年复合增长率，到2026年藻类蛋白市场收入将达到10亿美元。细分来看，到2026年，全球螺旋藻市场的年复合增长率预计约为10%，估计价值20亿美元；绿藻市场有望实现年复合增长率为25.4%，到2022年将达到7亿美元；小球藻蛋白市场份额到2026年底增长将超过45%。我国已成为世界上规模最大的微藻生产国。目前我国微藻年产量约为1万t（干粉），其中80%为螺旋藻，10%为小球藻，8%为雨生红球藻，2%为盐生杜氏藻。2016年以来我国螺旋藻行业产量逐年下滑，《中国渔业统计年鉴2020》数据显示，2019年中国螺旋藻淡水养殖产量为5465t，同比下降21.2%。目前中国共有螺旋藻工厂近70家，养殖总面积约750万m^2，年产量超过9000t，占国际市场的60%以上，是螺旋藻的生产大国。

一、微藻类领域微生物健康产业的市场发展态势

藻类的应用具有悠久的历史，我国传统食品中就有地木耳和葛仙米等固氮蓝藻，其药用价值还分别记入古代医学名著《本草纲目》和《本草拾遗》。到目前为止，在世界可食用的藻类有100余种，我国可以食用的藻类有50余种，基本集中在海洋。海洋占地球面积的71%，其中生活着约40万种生物，占地球生物物种的80%。2018年世界人工种植海藻的总产量达到了3240万t，我国人工海藻种植量占到世界种植总量的57%，达到了1850万t。其中，微藻约占全球已知藻类的70%，具有分布广、生长周期

短、生物量大、光合效率高、环境适应性强等特点而进行大规模培养开发。目前主要实现人工培养的微藻资源包括蓝藻门（*Cyanophyta*）的螺旋藻，绿藻门（*Chlorophyta*）的小球藻、雨生红球藻和盐生杜氏藻等，以及硅藻门（*Bacillariophyta*）、金藻门（*Chrysophyta*）、红藻门（*Rhodophyta*）、甲藻门（*Pyrrophyta*）的部分藻类。根据联合国粮农组织2017年的统计，世界人口的九分之一存在着蛋白质能量摄入不足（Protein-Energy Malnutrition，PEM）的问题，随着人口的增长，预计到2050年，该类人口将达到9.7亿。而解决该问题的主要途径之一就是微藻的利用。截至2018年美国FDA确认的一般公认安全者包括：钝顶螺旋藻（*Arthrospira platensis*）、莱茵衣藻（*Chlamydomonas reinhardtii*）、原始小球藻（*Auxenochlorella protothecoides*，不属于小球藻属）、普通小球藻（*Chlorella vulgaris*）、杜氏盐藻（*Dunaliella bardawil*）和裸藻（*Euglena gracilis*）。从2009年起杜氏盐藻、雨生红球藻、小球藻、裸藻和葛仙米均成为新食品资源，随着对藻类开发研究，越来越多的藻类资源可以作为食品原料。几种微藻类资源在不同国家地区的使用状况见表3-12。

表3-12　几种微藻类资源在不同国家地区的使用状况

微藻种类	中国	日本	美国	加拿大	欧盟	印度
螺旋藻	+	+	+	+	+	+
杜氏盐藻	+	-	+	+	-	-
雨生红球藻	+	-	-	-	-	-
小球藻	+	+	-	+	+	
裸藻	+		+			
葛仙米	+	-	-	-	-	-
原始小球藻	-	+	+	-	-	-
莱茵衣藻	-	-	+	-	-	-
索罗金小球藻	-	-	-	+	-	-
C. regularis	-	-	-	+	-	-

注：“+”表示可以作为食品资源使用；“-”表示目前还不可以作为食品资源。

我国微藻类历史早于欧美100多年，根据史料记载，我国早在公元前1500年就有微藻类的记载，而西方国家微藻类的历史记载最早是公元前1400年的希腊。到目前，在我国螺旋藻已经成为普通食品原料。20世纪60年代初，为了满足人民的优质蛋白质需求，小球藻蛋白起到了重要作用。伴随着2003年国务院《全国海洋经济发展规划纲要》的发布，经过将近10年的发展，2012年6月，国家财政部、海洋局发布了《关于推进海洋经济创新发展区域示范的通知》，明确支持海洋生物创新医药、新型海洋生物制品和材料发展等。微藻经过30多年的发展，从单一的螺旋藻已经发展成为螺旋藻、小球藻和雨生红球藻三种并驾齐驱。源于微藻的高价值化利用提取物及商品见表3-13。

表 3-13　　　源于微藻的高价值化利用提取物及商品

微藻种类	产品	应用
小球藻、椭圆小球藻	藻粉、色素	保健食品、食品补充剂
嗜酸球藻	叶黄素、β-胡萝卜素	医药、营养
布朗葡萄藻	萜和乳液	药理行业
Coelastrella striolata var. multistriata	角黄素、虾青素、β-胡萝卜素	医药、营养和化妆品
隐甲藻	二十二碳六烯酸（DHA）	医药、营养
Diacronema vlkianum	脂肪酸	医药、营养
盐生杜氏藻	类胡萝卜素、β-胡萝卜素	保健食品、食品补充剂、饲料
Galdiera suphuraria	藻青蛋白	医药、营养
雨生红球藻	类胡萝卜素、虾青素、角黄素、叶黄素	保健食品、药品、饲料添加剂
球等鞭金藻	脂肪酸、类胡萝卜素、岩藻黄质	药品、营养、化妆品、动物营养
大鞘丝藻	免疫调制剂	医药、营养
微绿球藻	二十碳五烯酸（EPA）	医药、营养
淡水微藻	花生四烯酸	营养补充品
三角褐指藻	脂类、EPA、脂肪酸	营养、燃料生产
紫球藻	花生四烯酸、多糖	医药
裂壶藻	DHA	医药、营养
钝顶螺旋藻	藻青蛋白、γ-亚麻酸（GLA）、生物蛋白	保健食品、化妆品
吾肯氏壶藻	DHA	医药、营养
念珠藻属和软管藻属	生物肥料	农业用地

纵观世界范围，微藻市场一直保持稳定增长。2019 年，全球微藻市场价值为 23.26 亿美元，到 2026 年微藻市场价值将超过 34.4 亿美元，年复合增长率为 5.77%左右。到 2025 年，小球藻 4000t/年，杜氏藻 1000t/年，红球藻 200t/年。下面将分布对螺旋藻、小球藻、杜氏盐藻和雨生红球藻市场发展态势进行分析介绍。

（一）螺旋藻健康产业的市场发展态势

螺旋藻是世界范围内培养最多的微藻之一。根据 Allied Market Research 发布的报告，2018 年，全球螺旋藻市场创收 3.46 亿美元，预计到 2026 年将达到 7.79 亿美元，2019—2026 年的复合年增长率为 10.6%。螺旋藻市场的快速发展是由于螺旋藻产业高度集中。在全球范围内，大型制造商主要分布在中国和美国。中国在这个行业有着悠久的历史和不可动摇的地位，如海南迪爱生微藻有限公司、福清市新大泽螺旋藻有限公司、云南施普瑞生物工程有限公司和云南绿 A 生物工程有限公司，都有不同种类的螺旋藻产品。具有较强的市场竞争力。

而对于消费市场，2016 年美国螺旋藻市场销售量为 2568t，远高于 2012 年的 1904t。美国 2016 年销售收入为 2306 万美元，预计 2016 年至 2023 年年复合增长率为 4.7%，销售市场集中在美国的西部、西南部和南部地区。2013 年，美国食品与药物管理局批准将藻蓝蛋白用作食品和饮料产品中的天然着色剂。此后，螺旋藻需求大幅上涨。

近年来，螺旋藻的价格有所下降，毛利率也有所下降。预计未来价格也会下降。2016 年毛利率为 12%~16%，而全球平均螺旋藻价格约为 8981 美元/t。

2018 年全球螺旋藻消费主要集中在北美市场。预计在 2019—2026 年仍占主导地位。而对于亚洲来讲，藻蓝色素在 2019—2026 年复合年增长率预计为 11.2%，从而为螺旋藻提供有利的市场需求。据统计，在螺旋藻粉消费市场趋于平淡的时候，螺旋藻色素——藻蓝蛋白，未来市场将以年均 7.6%的增速发展，2018 年全球市场价值为 1.123 亿美元。预计到 2025 年底达到超过 2.239 亿美元。利用藻蓝蛋白开发的食品，如欧洲专业生产食品、药品和化妆品天然产物配料的 Naturex 公司，开发了一条新的藻蓝蛋白生产线，其产量提高三倍。目前国外直接应用藻蓝色素的产品如 Bloo-Tonic®，蓝螺旋藻饮料和 M&Ms®巧克力等，都为螺旋藻市场发展提供了新动力。

我国的螺旋藻产业发展迅速，从南到北，在海南、福建、广西、江苏、内蒙古等地建立和发展螺旋藻养殖技术产业，生产规模以内蒙古和云南居大，分别占比 28.5%和 24.5%。据不完全统计，我国目前有螺旋藻养殖基地 60 余家，养殖面积约 750 万 m^2，年产量 1100t，年产值估计超过 40 亿。内蒙古的鄂尔多斯螺旋藻产业园为全国最大的螺旋藻产业基地，藻粉产量居全国之首。云南依托程海湖独特的地理资源条件，发展了一大批螺旋藻生产厂家，如云南绿 A 生物工程有限公司、丽江程海保尔生物开发有限公司等，其中绿 A 目前螺旋藻的年产量可达 3000t。而江苏赐百年生物工程有限公司是位于我国中部的一家集螺旋藻研究、开发和养殖的大型企业，年产螺旋藻粉 600 余 t。此外福清市新大泽螺旋藻有限公司、海南迪爱生微藻有限公司等也都是我国重要的螺旋藻养殖研发基地。

我国开发的螺旋藻产品有几十种，主要分为两大类：一类是以整细胞形式或经过简单溶解等加工而成的产品，主要包括鲜藻泥、螺旋藻干粉、螺旋藻胶囊、螺旋藻酒和螺旋藻软饮料等；另一类是采用提取活性物质的方法，从螺旋藻中提取藻蓝蛋白、螺旋藻多糖等系列产品。目前生产的螺旋藻仍以螺旋藻藻粉作为销售的主打类型，占据市场的 70%以上，近年来螺旋藻在保健品、化妆品、护肤品和食品工业中的比重也在逐步上升，主要产品包括螺旋藻藻片、螺旋藻胶囊、藻胆蛋白、螺旋藻面条、饼干以及螺旋藻精油皂等。

(二) 小球藻健康产业的市场发展态势

据统计，全球小球藻预计到 2024 年，市场规模将达到 21015 万美元，2019 年至 2024 年的年复合增长率为 6.35%。此外，在 2018 年，欧洲占据了全球小球藻市场的主要市场份额（40%）。这一趋势预计将在 2019—2024 年保持。德国和英国是小球藻主要生产和利用的国家。如英国的 Sun Chlorella 的产品有：小球藻片剂、颗粒剂、粉剂和名为“WSun Gold”的一种小球藻提取物，与苹果酸和一种护肤霜“太阳小球藻霜”。另外，葡萄牙将小球藻粉加入传统黄油曲奇作为着色剂具有非常好的效果。

2010 年以来，我国小球藻行业运行态势良好，市场需求量增长至 1580t，市场规模已增长至 2.0 亿元。目前，市场上主要产品以小球藻粉为主，占据销售市场的 78%以上，而其他形式的产品如小球藻压片、小球藻口服液以及小球藻提取物等比重逐渐上升。

（三）雨生红球藻和杜氏盐藻健康产业的市场发展态势

雨生红球藻和杜氏盐藻分别可以有效地积累虾青素和β-胡萝卜素且含量最高（分别为干重的7%和13%），而这两种物质均属于类胡萝卜素，由于其强大的抗氧化性能，被广泛应用于医药和保健品中。

Global Market Insights 市场数据显示，2017 年全球虾青素市场规模为 5.53 亿美元，预计 2024 年将达到 8 亿美元，主要的推动因素有抗衰老市场的持续增长、化妆品行业需求的增加、改善视力和大脑健康产品的增长等。此外，虾青素在动物饲料中得到了广泛的应用，特别是在水产养殖中。具体而言，从 2018—2024 年，北美市场年复合增长率超过 3.5%，这是由于膳食补充剂行业的巨大需求，以及人们对该产品所提供的健康益处的认识日益增强。而亚太地区，预计 2024 年将创造超 2.5 亿美元的收入，其推动力源于动物饲料需求和消费者对其健康益处的认识不断提高。2009—2015 年，全球新推出的虾青素相关产品超过 950 个，其中膳食补充剂超 80%。早在 1999 年，美国 FDA 就已经批准虾青素为膳食营养补充剂，2011 年批准虾青素一般安全认证，2011 年，批准虾青素新膳食成分（NDI）从 7.8mg/d 提升到 12mg/d。

随着生活水平提高，“健康变老”成为社会的需求。全球较大的雨生红球藻虾青素生产基地和供应商之一的瑞典 AstaReal 着重关注虾青素在抗衰老市场的应用。Innova Market Insights 市场数据显示，2014—2019 年 4 月，针对抗衰老市场，全球推出虾青素产品最多的区域是北美洲（46%），其次是欧洲（26%）、亚太地区（24%）、南美洲（2%）。就亚太地区而言，关注的重点集中在心脏健康、皮肤健康、关节健康、眼部保护和整体健康。

我国的雨生红球藻生产企业主要聚集于云南，其生产规模占全国总体生产规模 75%。北京绿色金可生物技术股份有限公司（BGG）在云南设立的云南云彩金可生物技术有限公司、云南爱尔发生物技术股份有限公司、云南绿 A 生物工程有限公司、昆明白鸥微藻技术有限公司等都是我国雨生红球藻生产的重要企业。北京绿色金可作为天然健康配料领域的全球领先者，长期致力于推动天然虾青素的生产和研发，目前已经成为全球领先的天然虾青素生产商之一。2016 年，BGG 成立子公司 Algae Health Sciences，主要负责天然虾青素的临床研究和生产销售，帮助其助推虾青素市场的开拓。2018 年，BGG 与 Solix Algredients 合资成立了一家功能原料供应公司，主要发力虾青素配方产品，提供更多的定制化健康解决方案。

雨生红球藻在市场上除了以藻粉形式进行提供，其他产品也较为多样化，如保健品的软胶囊，用于化妆品和护肤品行业，如抗氧化的柔肤水、精华液、滋养霜等。2019 年，全球类胡萝卜素市场规模为 15 亿美元，预计 2026 年将增长至 20.01 亿美元，年复合增长率为 4.2%。受食品着色和保健需求上升，天然提取的β-胡萝卜素，将成为市场的热点。

二、微藻类领域微生物健康产业的企业竞争格局

微藻类企业的发展是建立在微藻类培养种植的基础上，微藻主要培养方式自养、

异养和混养三种方式，国际微藻生产典型案例见表3-14。从表3-14可以看到，大部分国外企业以异养为主进行微藻培养。这是因为光自养养殖法存在藻浓度低、产量低、产量和质量不稳定、受外界环境影响较大等问题。

表3-14　国际微藻生产典型案例

微藻种类	国别	代表性企业	生产方式	产量（干重）/（t/年）
小球藻	德国	Klotze	封闭反应器	约100
螺旋藻	美国	Earthrise Nutritionals	跑道池	约550
螺旋藻	美国	Cyanotech Corporation	跑道池	约300
雨生红球藻	以色列	Algatech	300km管道反应器	未提及
杜氏盐藻	澳大利亚	BASF	开放跑道池	13~14t β-胡萝卜素
裸藻	日本	Eygkena	室外跑道池	未提及

随着基因工程的发展，未来发酵（异养）法生产微藻及高附加值产品成为藻类企业的趋势。全球两大微藻上市公司，美国的TerraVia公司和法国的Fermentalg公司均是采用微藻发酵法生产微藻及高附加值产品。一般微藻光自养密度为0.5~1.5g/L，发酵可以将微藻浓度提高到100~200g/L。

到目前为止，我国微藻企业分布21个省级行政区，130家企业。内蒙古的数量最多，其次是云南、山东、广东、海南、湖北、浙江。其中总数超过10%的省级行政区包括内蒙古（20%）、云南（16%）、山东（12%）、广东（12%）。微藻相关企业的区域分布及数量见图3-31。大部分的企业以自养养殖方式为主，少数为混养。养殖种类集中在螺旋藻，小球藻及雨生红球藻（虾青素）。螺旋藻的养殖主要集中在内蒙古鄂尔多斯鄂托克旗螺旋藻产业园和云南丽江程海湖畔。两处均有丰富的盐碱水，适合螺旋藻养殖的需求。

近两年，藻类被越来越多的企业、行业关注，尤其其功能强大、生产效率高的优势更被广泛关注。根据Credence Research的数据，2018年全球藻类产品市场价值339亿美元，预计到2027年将达到565亿美元，2019—2027年的年复合增长率为6.0%。其中，微藻作为藻类重要组成部分，到2026年，全球螺旋藻市场的年复合增长率预计约为10%，估计价值20亿美元；绿藻成分市场有望实现年复合增长率为25.4%，到2022年将达到7亿美元；小球藻蛋白市场份额到2026年底将增长超过45%。

1. 国际微藻类企业发展历程

微藻资源的产业化相对时间较短，最早可以追溯到第二次世界大战时期，经过几十年的发展，目前尚处于起步阶段。目前已经形成规模化的微藻种类全世界仅十种左右。其中，商业化生产各类营养健康制品的主要集中在小球藻、螺旋藻、杜氏盐藻（简称盐藻）和雨生红球藻（简称红球藻），还有几种水产饵料微藻和高油微藻。螺旋藻、小球藻和盐藻商业开发主要是借助于开放式跑道池技术支撑发展起来的。微藻产业化标志是1973年墨西哥Sosa Texcoco碱湖建立起世界上第一个螺旋藻养殖工厂，到目前为止上述微藻的年产量基本维持在15000~20000t藻粉。其中螺旋藻（钝顶螺旋藻为主）的总量最大，占到微藻总产量的60%~70%。

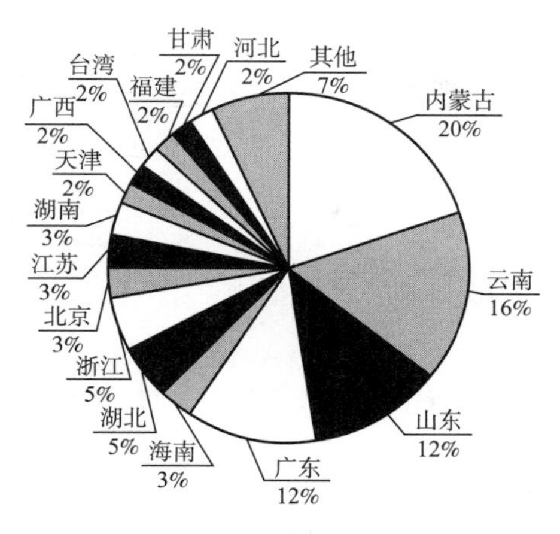

（1）我国微藻相关企业的区域分布

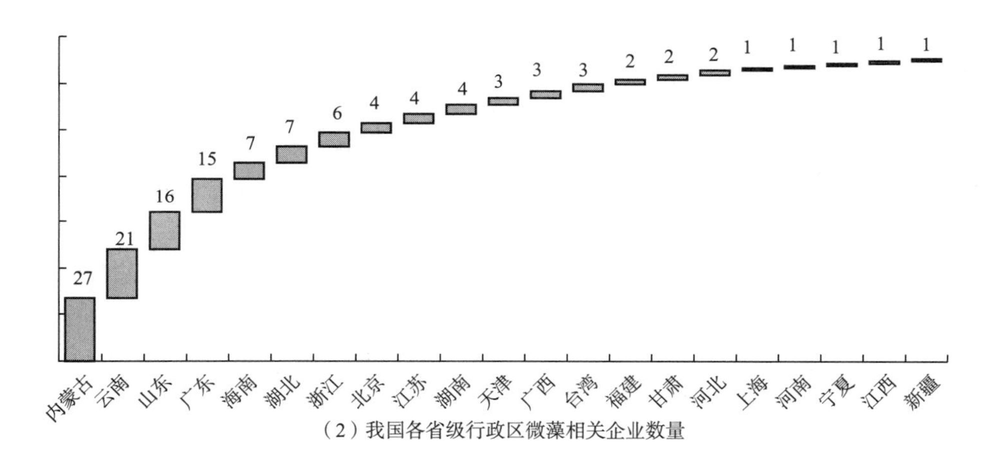

（2）我国各省级行政区微藻相关企业数量

图 3-31　我国微藻相关企业的区域分布及数量

最近几年，红球藻在微藻产业中异军突起，成为微藻资源开发中的新力量，该藻是由美国 Cyanothech 公司于 20 世纪 80 年代中后期在夏威夷通过开放式跑道池技术进行商业化红球藻资源开发利用。经过 20 世纪 20—30 年代微藻行业的工作积累沉淀，红球藻资源取得了突破性进展。21 世纪，逐渐构建起封闭式光生物反应器，基于细胞周期调控二步串联培养的红球藻资源开发模式，目前已经在美国、日本、以色列和我国进行了产业化生产。该藻主要用于虾青素的提取，在 2015 年以前，螺旋藻、小球藻和盐藻分别占据了产量和产值的前 3 位。而从 2016 年起，红球藻产量已经达到 700t，超过了盐藻，列居世界第三位，其中我国占到世界产量的 40%左右，美国占全球产量的 30%，以色列约占 20%，其他国家仅占 10%。同时红球藻制品总产值先后超过了盐藻和小球藻，产值仅次于螺旋藻，位居第二。随着发酵法高密度培养小球藻技术获得了实质性突破，并得以规模化推广应用，小球藻产品质量和稳定性都有很大提高，我国和日本是小球藻主要生产国家，主要品种以蛋白核小球藻为主。

2. 我国微藻类企业发展历程

我国微藻产业主要在东南区域发展，南北兼有，西部较少，由于微藻对气候、水源及阳光等特殊需求，产业存在明显集中分布特点。其中内蒙古、云南、山东和广东分别占到国内微藻类企业的20%，16%、12%和12%，位居前四位。微藻的种类也正在发生显著变化，从传统单一的螺旋藻产业，发展成螺旋藻、小球藻和雨生红球藻“三驾马车”并步发展的趋势，同时其他多种微藻业务逐渐出现，呈现多元化发展的格局。

（1）螺旋藻企业发展历程　自20世纪70年代我国引入螺旋藻研究后，螺旋藻先后被列入“七五”“八五”科技攻关项目和国家“火炬计划”“重大星火计划项目”，20世纪90年代起，我国的螺旋藻养殖业逐渐兴起。1990年3月24日，卫生部批准螺旋藻可作为新资源食品。

全世界螺旋藻产量逐年增长，其中增长最快的就是中国。螺旋藻养殖业已经发展为我国最重要的微藻产业。1989年，云南程海湖建成第一座螺旋藻工厂化生产中试基地，经过30年的发展，我国螺旋藻养殖基地60余家，年产量约9600t，年产值超过40亿元。发展多元化的螺旋藻加工制品是推动螺旋藻产业发展的关键。伴随着我国螺旋藻产业的快速发展，螺旋藻产业标准体系逐步建立，已经制定了食用螺旋藻粉和饲料级螺旋藻粉质量两项国家标准，以及多项地方标准和部门标准。

（2）小球藻企业发展历程　1890年，荷兰微生物学家拜耶林克发现并命名了小球藻（*Chlorella vulgaris*）。人类至今发现60000余种，记录的有6000余种，应用的有几十种。德国学者 Hardener Linder 进行人类服用实验；1948年，美国斯坦福研究中心开始实现小球藻规模培养。中国科学院水生生物研究所在20世纪50年代对小球藻进行研究和扩大培养，特别是三年困难时期，弥补了人民蛋白质摄入不足的问题。中国台湾糖业研究所20世纪50年代也开始了绿藻（小球藻）的大量研究，到1976年，台湾外销绿藻750t（干重），成为世界最大的绿藻产地，1977年，已达28家。大陆以小球藻为代表的绿藻生产量也是逐年递增（图3-32），根据2010—2015年国内绿藻（主要是核蛋白小球藻）复合增速为9.97%，主要分布在广东、江西和福建。其中60%作为保健品原料，医药和食品分别占到14%和10%（图3-33）。这样总体而言绿藻的主要出路在于大健康产业。

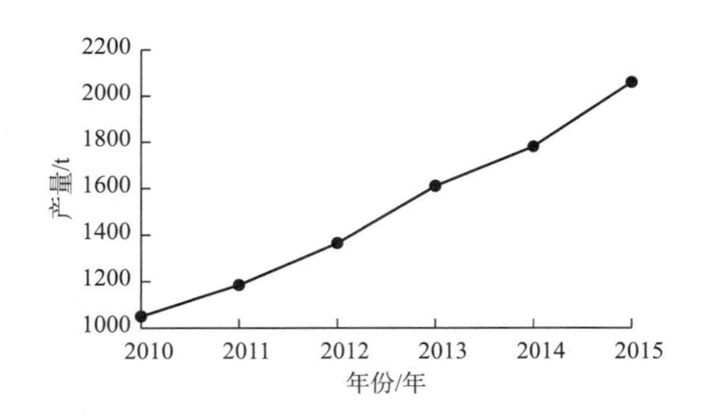

图3-32　2010—2015年绿藻产量变化

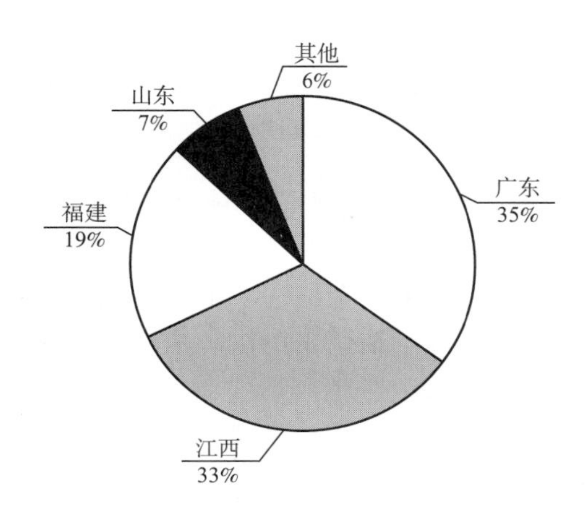

图 3-33　2015 年中国绿藻行业地域生产分布图

从 2012 年，小球藻被卫生部批准为新资源食品。经过数十年的发展，我国的小球藻产业已具一定规模。从地域分布上看，小球藻生产企业主要分布于东南沿岸、华东及内蒙古等地，生产规模以台湾及江西居多，分别占比 43. 1%和 21. 6%。大陆地区的产量已近 3000t。

（3）雨生红球藻企业发展历程　雨生红球藻是 20 世纪 90 年代发展起来的一种新型微藻资源，雨生红球藻的经济价值早被人们认识，但其产业化相对较晚。20 世纪，雨生红球藻通过 FDA 认证可以作为水产养殖的颜色添加剂。20 世纪 90 年代，雨生红球藻开始在中国规模化培养。目前全球雨生红球藻产量每年约 800t，平均虾青素含量 4%（干重），100%虾青素产量大约 12t，由于产量的限制市场供不应求，价格处于高位，平均价格达到 1000 美元/kg（100%纯虾青素）。2010 年 11 月 11 日，雨生红球藻被卫生部批准为新资源食品。经过近 10 年的发展，雨生红球藻养殖业已经成为我国重要微藻产业之一，仅次于螺旋藻、小球藻。我国目前的雨生红球藻养殖企业已超过 20 多家，总养殖面积超过 10 万 m^2。2015 年 3 月 1 日，开始实施 GB/T 30893—2014《雨生红球藻粉》，从而保障了雨生红球藻产业的健康发展。

（4）盐藻企业发展历程　盐藻是法国生物学家杜纳尔于 1831 年发现的地中海沿岸盐池中的尾部具有双鞭毛的红色单细胞藻类。是迄今为止发现的最耐盐的真核单细胞生物之一，具有动植物双重属性，耐高寒、高盐、高热的极端恶劣自然环境。并含有大量的胡萝卜素。在适当的条件下，β-胡萝卜素的积累可达细胞干重的 10%以上。美国、澳大利亚、以色列非常重视盐藻的培育生产研究，并将盐藻提取物应用于动、植物，发现有很多奇特的效果。美国将盐藻研究列入国家发展重大项目，并对盐藻培养技术进行了技术封锁和专利保护，旨在垄断盐藻在健康产业中的应用。1985 年，徐贵义教授开始对盐藻的研究，在联合国扶贫项目和国家科技部支持下，经过 20 多年的努力，在大西北戈壁滩上建立了中国第一家现代化的盐藻素养殖育种基地。

（5）其他微藻类　裸藻和葛仙米作为我国传统食用的藻类，在科技发展推动下逐渐产业化。随着基于工程的日益成熟，转基因微藻也呈蓬勃发展趋势。北京大学构建的尿激酶原蓝藻工程菌株，实现了利用蓝藻进行尿激酶原的量产；浙江大学将人的重要基因重组到螺旋藻中，通过螺旋藻大量生产高科技药物。

三、微藻类领域微生物健康产业的技术发展趋势

自然界存在着数以万计、生长快速的单细胞微藻，其生态分布十分广泛，在海洋、湖泊、池塘、河流以及潮湿的土壤、树干等各个角落都可发现不同类型的微藻。微藻是地球生物圈的重要初级生产力和水生生物的食物，年光合固定的 CO_2 占全球碳固定量的40%以上，在特定的生长环境下，微藻可以合成结构和生理功能独特生物活性物质，如特殊蛋白质、不饱和脂肪酸、色素、萜类等高附加值产品，这是人类医药品、保健品和化工的重要资源，具有极高的营养保健和药学价值，是大健康领域中潜力巨大的经济资源。对微藻生产的研究始于20世纪50年代，集中在衣藻、小球藻和螺旋藻，后两种是当今世界上栽培最多的。目前对于微藻生物科技发展主要有四个方面：①寻找易于快速生长的新菌株，包括新的有价值的化合物；②菌株的生物学和生物学知识调节细胞性能的机制；③提高产量系统的效率和能力；④发展新市场和新产品。

微藻类科技是一个相对较新的研究领域，随着设施和微藻产品的迅速出现，微藻科技近年来呈指数级增长。目前微藻类的科技发展主要集中在美国和中国，微藻产业经历了从欧洲发源而后发展到美洲，最后又转移到亚洲的过程。中国微藻科技的发展历程见图3-34。

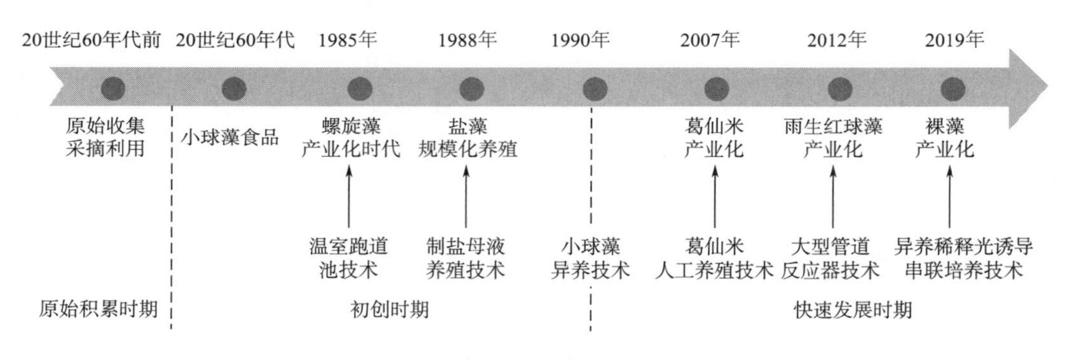

图3-34　中国微藻科技的发展历程

微藻包括真核和原核两种，尽管它们在生物学上完全不同，但其生产的基本原理是相似的，产品的应用也是相似的。目前对于微藻的开发主要分为四个方面：①高价值化合物的开发，如类胡萝卜素、多不饱和脂肪酸和藻胆蛋白；②食品和饲料营养强化剂；③提取或加工成生物肥料；④废水、土壤生物修复。微藻也曾被称为"第三代生物燃料"，始于1987年美国能源部支助"Aquatic Species Program"从开始以生产生物氢气为目的，1982年转向生物柴油和燃料酒精方面，微藻生物燃料在世界各地的开展促进了微藻养殖技术的发展，从开放式养殖模式转变光封闭式反应器。

国内对于藻类资源利用，1959—1961年三年困难时期，毛主席指示开发利用小球藻弥补粮食不足，科技部"七五""九五""十五""十一五"等重大攻关项目均有藻类资源不同侧重点的利用。八六三计划项目，微藻生物固碳关键技术与产品开发（项

目编号：2014AA022000）重点在利用微藻开发油脂类产品，包括生物柴油和健康产业相关的 DHA 和 EPA 等；而“十三五”重点研发项目“海洋生物产品质量控制与检测技术标准研究（项目编号：2016YFF0202304）”，对于我国目前只有三项微藻相关国家标准和 8 项其他标准的状况具有积极的推动作用。科技促进产业的发展，产业为科技的发展带来新的动力，20 世纪 90 年代以来的 30 年，是微藻生物产业的快速发展时期，随着杜氏盐藻（2009 年）、雨生红球藻（2010 年）、小球藻（2012 年）、裸藻（2013 年）和葛仙米（2019 年）新食品资源的批准，我国微藻产业发展到了快速发展时期（图 3-35）。藻类科技发展与文献发表成正相关，采用主题词“微藻”“毒素”“燃料”“柴油”进行期刊文献检索结果文献分析。从图 3-35 中可以看到，从 1949 年到 20 世纪 80 年代几乎没有任何关于微藻与健康产业的相关文献，就是连最基本的养殖技术文献报道都很少。而从 1985 年温室跑道技术在螺旋藻应用成功后，关于微藻文献开始逐年增加，特别是到 21 世纪初期文献量达到了每年百篇以上，与国际微藻文献发表趋势基本一致（图 3-36）。科技与产业均进入了快速发展阶段。学科分布中，基础科学研究占到主要，不过轻工业和手工业的比重也较大，排名第四，因此我国的微藻产业发展与产品深加工发展基本同步进行，并且中药学和预防医学与卫生学在微藻研究领域分布排名 16 和 18 位，处于比较重要的方面。大健康产业对于微藻的利用和重视，从预防和中药学两方面均有较多的研究。

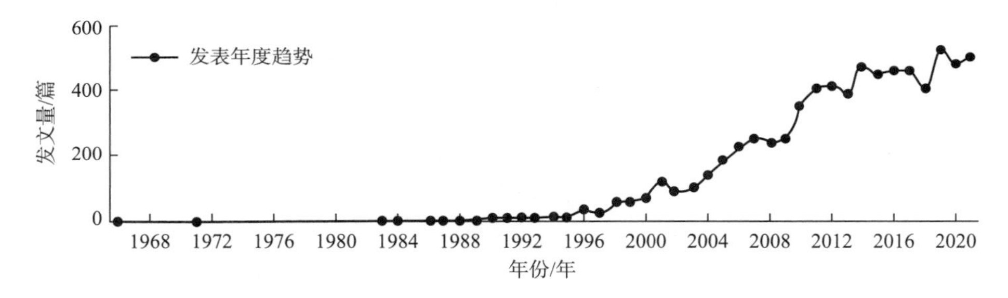

图 3-35 我国微藻产业相关文献发表数量

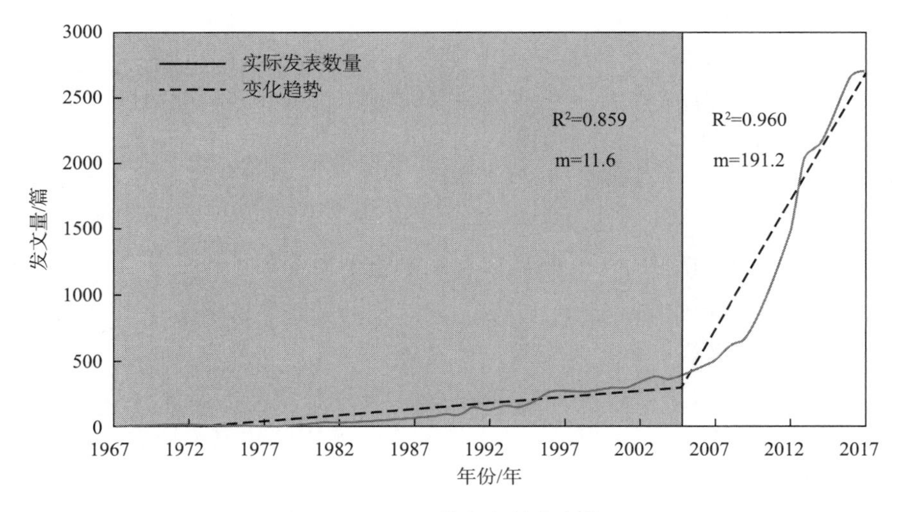

图 3-36 国际微藻文献发表数量

从20世纪90年代末期，微藻国内专利申请逐年上升（图3-37），特别是近几年，其增长速率超过了期刊文献的发表率，表明了我国在藻类科技领域知识产权的保护越来越重视。学科分布见图3-38，目前微藻在一般化学工业领域中的研究较多，占到了30%以上。与健康产业相关的生物学也占有较大比重。

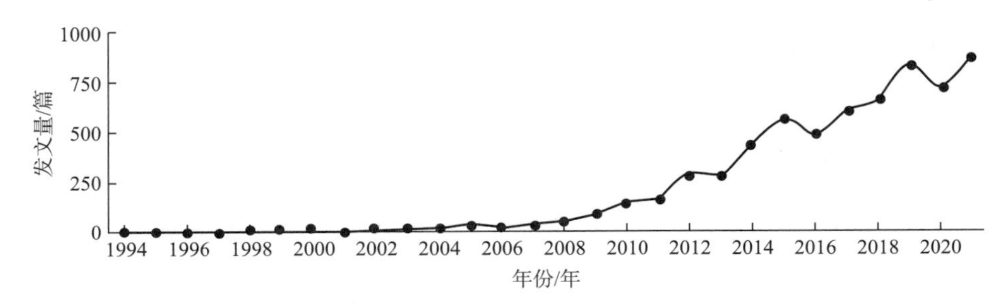

图3-37 国内微藻专利年代变化

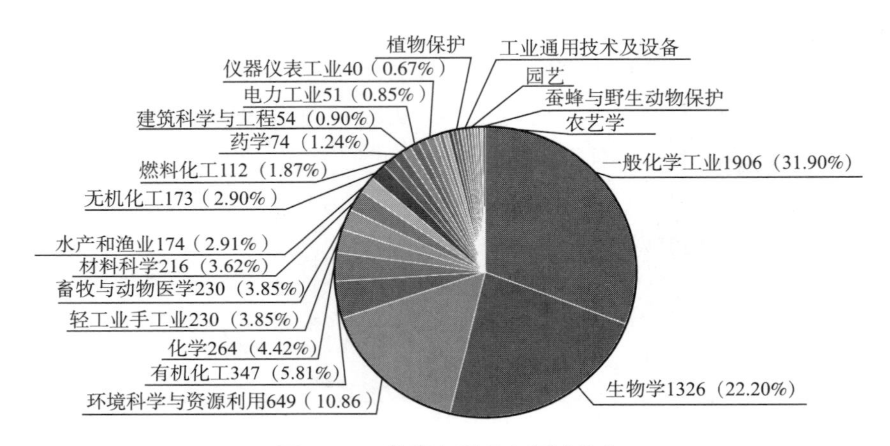

图3-38 微藻专利研究领域分布

1. 微藻种质资源的收集和选育

微藻种质资源的收集是微藻资源开发和利用的基本前提，是微藻产业化的需求。目前主要藻类种质资源库有中国科学院淡水藻种库（Freshwater Algae Culture Collection at the Institute of Hydrobiology，FACHB）、美国UTEX保藏中心、日本NIES collection、英国CCAP藻种库和法国的PCC藻种库等。微藻资源收集是该技术发展的基础，而规模化的微藻养殖需要合适的微藻种质资源，目前微藻育种技术主要是传统微生物的育种技术，即选择育种、诱变育种、细胞融合和基因工程育种。

选择育种已经从传统的称重法、平板划线法、稀释法、微吸管法和96孔板法发展到了流式细胞仪分选和微孔板技术。新型的选择育种技术将育种时间缩短了3周左右，大大提高了育种效率。选择育种作为其他育种的基础，效率的提高可以有效地加快育种的速度。诱变育种主要有物理诱变和化学诱变。虽然诱变方法特点不同，但是获得的目标突变藻株存在着表型性状不稳定的现象，从而对以后的生产产生影响。

细胞融合克服了远缘杂交的困难，拓展了育种的领域，实现了遗传重组，有效地缩短了育种周期，然而变异并不稳定，在后续繁殖过程中易出现返祖现象。但是基因工程育种具有针对性强、稳定性强的特点，随着各种微藻基因组信息的公布，使得微藻的遗传转化体系逐渐完善，运用基因敲除和基因沉默的方法实现微藻的基因工程改造，获得所需要的性状。随着生物信息平台的建立完善如 Algal Functional Annotation Tool，还有一些综合的基因数据库如日本的 KEGG（Kyoto Encyclopedia of Genes and Genomes）、京都基因和基因组百科全书。

我国微藻种质资源经过几十年的不断丰富，特别是近几年在微藻能源项目支助下大规模收集、分离和鉴别，微藻资源种类和数量有大幅度增加，不仅拥有数以千计的淡水微藻、海水微藻种质，还有很多微藻突变体。主要的研究单位有中科院水生所、中国海洋大学、海洋研究所、南海海洋研究所、厦门大学、武汉植物园、暨南大学等研究机构与大学。不过目前，我国微藻资源仍然以野生种质资源筛选为主，优良品种缺乏。微藻种质的人工培育工作相对薄弱，大部分采用物理或化学诱变育种。到目前为止，缺乏国家认可的微藻优良品种，甚至没有微藻种质评价和审定机构。而系统性地开展微藻，特别是经济微藻的良种化，选育优良种质、培育良种可为微藻产业发展提供动能，也将是该产业发展的重要方向。

2. 微藻培养和采收

微藻一般都含有叶绿体，可以通过光合作用积累生物量。微藻具有多种营养方式，其中大多数是以光合自养方式进行生长。直接利用太阳能，固定大气中的 CO_2 进行生长，是目前微藻规模化培养的主要方式。但是自养受到光照的限制，为了消除这种限制，增加微藻的培养密度，通过添加碳源和氮源实现藻类的异养，从而使微藻的生物量远远高于自养培养方式。在有专门的光生物反应器时可以实现自养和异养两种培养方式的混养，能够很好地发挥两种培养方式的优势。光生物反应器成为藻类规模化生产的关键装备。

（1）开放式养殖系统　20 世纪 60 年代，OSWALD 发明了“高效藻类塘”（High Rate Algal Ponds，HRAP），1968 年墨西哥将开放式跑道技术应用与螺旋藻的规模化生产。到目前为止 98%的商业微藻生物质生产均采用跑道池培养。20 世纪 90 年代封闭光生物反应器成为微藻生物质生产研究的重点，目前包括管状式（1999 年报道）、柱状式（2012 年报道）、平板式（2012 年报道）、塑料袋式（2014 年报道）、生物膜光反应器（2015 年报道）（图 3-39），以及采用其他基质进行反应的藻类培养方式。

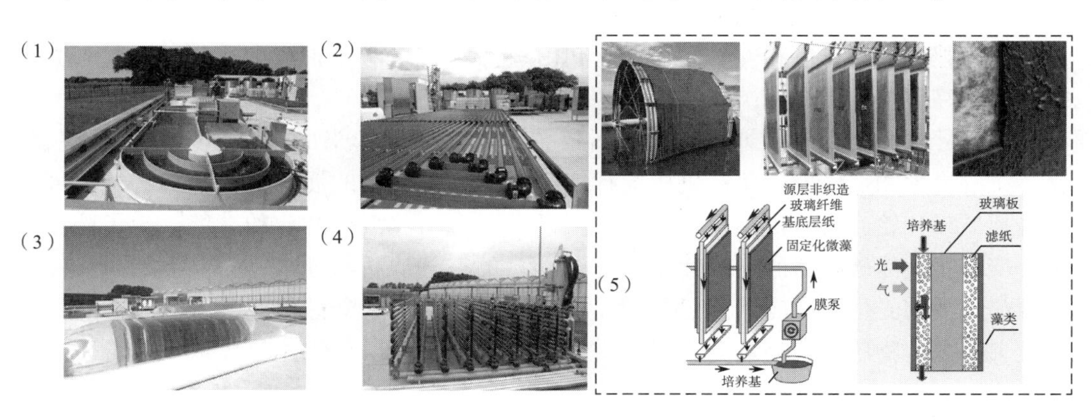

图 3-39　微藻生物膜光反应器

第二次世界大战后，开放式微藻培养系统成为微藻养殖的主要生产方式，其最大特点是藻液表面暴露于大气中，从而温度和辐照度等环境控制的限制最小化，可以充分利用太阳能，是目前商业化运营的大规模藻类培养系统。自然池塘、湖泊广义上讲属于开放式培养系统。如世界上最大的杜氏盐藻养殖基地就是利用澳大利亚西部赫特泻湖进行微藻养殖。无论是利用天然的湖泊还是其他开放式微藻系统都具有构造简单、运行和维护成本低、操作方便等特点。从养殖池结构上开放式养殖主要分为圆形中心枢轴池、开放式跑道池、级联倾斜池。

①圆形中心枢轴池：作为最早用于商业大规模生产的藻类的系统，目前仍然在中国台湾、日本和印度尼西亚用于小球藻培养。一般圆形中心枢轴池较浅（小于 5cm），直径 50m 左右，池塘中心安装有旋转臂用于养殖过程的混合。

②开放式跑道池［图 3-39（1）］：20 世纪 60 年代开放式跑道池系统商业化养殖蓝藻，随着微藻对污水处理和生物燃料开发，开放式跑道系统不断被完善，并逐渐成为使用最广泛的开放式培养系统。特别是 1968 年美国的 Oswald 教授首创的“High Rate Algal Ponds”该团队第一次使用“桨轮”为大型跑道池养殖池（RWP）进行混合搅拌，成为微藻跑道式培养池鼻祖。一般开放式跑道池的养殖藻液深度一般为 25~35cm，藻液含量 20%~40%，pH 7.8~8.5。

③级联倾斜池：Setlik 等在 20 世纪 60 年代提出级联池塘，藻液通过泵从底部送到倾斜表面的顶部，然后沿着倾斜的表面流下。不断循环。为了增加额外的湍流，在斜面上安装横向挡板。白天培养物从斜坡的底部循环到顶部，晚上培养物收集在底部的储存罐中，降低夜间培养物的温度损失。如捷克共和国特热邦的倾斜浅层级微藻培养系统；图 3-40 是以级联池塘为基础的藻类赛道综合设计系统（ARID）运行示意图。日间微藻在培养池中接受光照生长，夜晚存储到收集池中。通过调节微藻池内藻液的表面积，控制通道内能量转移到大气中的速率。

（2）封闭式光生物反应器　为了克服使用开放式培养系统培养条件难以控制环境因素和易遭受污染的缺点，20 世纪 50 年代多种封闭式光生物反应器（Photobioreactor，PBR）被开发，使微藻成为药物和食品原料生产成为可能。PBR 主要由四部分系统组成：固相（微藻细胞）、液相（生长培养基）、气相（待固定 CO_2 和释放出 O_2）和光照系统。根据光照方式，PBR 可分为平板式、管式和柱式。根据培养液的流动方式，可分为搅拌型、泡罩塔和气升式。由于 PBR 建设、运营和维护成本很高，导致了微藻生产成本高，是制约微藻产业的因素之一。

①搅拌罐光生物反应器：该反应器借鉴发酵罐发展起来的一种微藻养殖反应器，是传统的光生物反应器，通过机械搅拌实现菌体和培养液的混合。搅拌罐的核心部件是搅拌器或叶轮，具有传热和传质、曝气以及混合培养液均质化的功能。为了防止起泡，安装了泡沫破碎器的辅助叶轮。富集 CO_2 的空气从底部导入，为藻类的生长提供碳源。搅拌罐光生物反应器通过搅拌，提高了传质速率和光散射率，避免了反应器内暗区，具有生物质生产率较高的特点。对于罐体，表面积与体积比较低，降低了光捕获效率，因而规模不宜扩大。

②鼓泡柱光生物反应器：该反应器将是搅拌反应器的搅拌桨通过鼓泡的方式所代

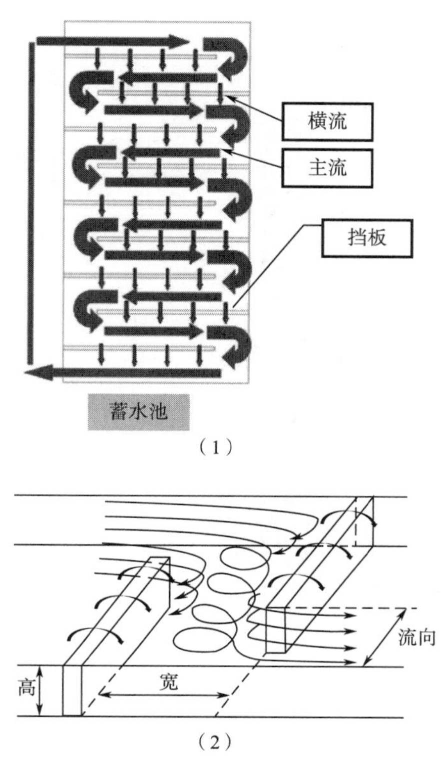

图 3-40 ARID 运行示意图

替。它的高度一般大于直径的两倍，见图 3-41。除了分布器之外，没有其他内部结构。流速较低的时候为层流，气泡可以均匀地分布在柱横截面上并且气相很少或没有回混。当气体流速较高的时候，以湍流为主，气泡和液体主要集中在柱的中心上升，靠近壁的液体相应的向下流动。这样完成了混合过程。外部提供光便可以完成整个光合作用，光合效率取决于气体流速和光暗周期。

③水平管状式光生物反应器：是最流行的封闭式系统，见图 3-39（2）。水平管状式 PBR 基本由布置在同一方向上的管构成，管的放置可能为水平、倾斜或螺旋。除了管的布置之外，管的形状、管长度、藻液流速、循环系统和光接收器的几何配置都有不同的方式。一般情况下，管的直径为 10~60mm，长度根据生产容量，可达数百米。使用管有助于实现高表面积与体积比。水平管状虽然被认为是最实用的培养系统，但由于聚焦作用导致需要冷却就经济性而言水平管状对于大规模生产是不可行的。与泡罩塔生物反应器相比，由于微藻积聚和高光强度导致的光抑制容易导致较低的生产率。

④平板式光生物反应器：平板式光生物反应器两侧由透明板覆盖的框架组成，见图 3-39（3），泵用于循环藻细胞悬浮液。培养物的运动、气体交换和排气是通过每个通道的底部鼓泡空气来进行的。平板式光生物反应器可用于研究或小规模生产。

微藻采收主要有化学絮凝、生物絮凝、重力沉降、浮选、电处理和过滤离心等六种方法。采收后的微藻进行干燥后进一步进行开发利用。

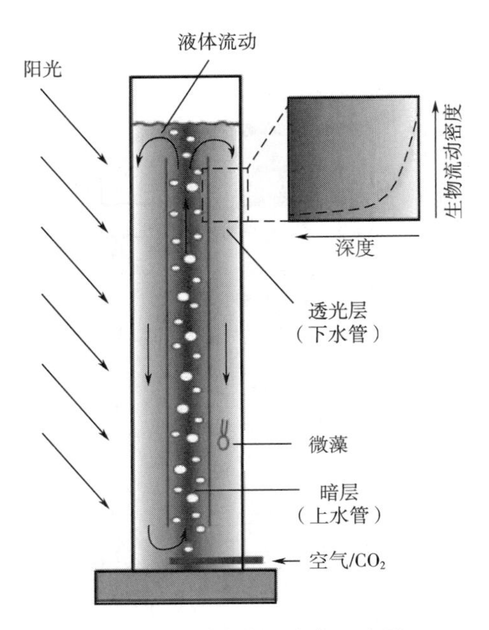

图 3-41　鼓泡柱光生物反应器

3. 微藻类深加工技术发展趋势

微藻类营养成分组成与其他微生物成分变化一样受到品种和生长环境的很大影响，但是无论是哪种应用于食品的微藻，都会考虑蛋白质、脂肪、维生素和矿物质。几种已经应用于食品的微藻营养素见表 3-15。在不同培养模式下，藻类营养素会发生较大的变化。

表 3-15　　**几种微藻类资源的主要营养素**　　单位：%

微藻类型	主要产品	自养型培养			异养型培养		
		碳水化合物	蛋白质	脂肪	碳水化合物	蛋白质	脂肪
螺旋藻	色素、藻粉	8~14	46~68	4~14	—	—	—
杜氏盐藻	β-胡萝卜素、藻粉	11	29	10~19	—	—	—
雨生红球藻	虾青素、藻粉	26~37	26~96	16~18	26~37	26~96	16~18
小球藻	藻粉	24~26	24~44	22~46	23~44	30~45	22~36
裸藻	β-1，3-葡聚糖、藻粉	30	30~47	20~35	60~90	25	10
葛仙米	鲜藻	—	—	—	18~26	40~50	8.11
原始小球藻	藻粉	11	53	13~23	15~25	10~48	15~70
莱茵衣藻	重组蛋白、藻粉	17~50	26	19~21	45	22~48	29

微藻被联合国粮农组织誉为“人类未来最优良的食物资源和未来食粮”。虽然在开发过程中还存在诸多的困难，但生态环境赋予海洋微藻活性物质功能的多样性、复杂性和特殊性。目前微藻及其提取物应用广泛，虽然有些微藻并没有被批准使用到食品

中，但是在医药和化妆品中均有应用。而藻类多糖、蛋白质、脂类、维生素等在未来大健康领域中将有广阔的市场。

四、微藻类领域微生物健康产业的SWOT分析

（一）微藻产业发展的优势

我国是一个人口大国，并且逐渐步入了老龄社会，2021年末，中国大陆总人口已经达到14.13亿，老年人在人口比重中占18%以上。人口的增长需要充足粮油供应，特别是完全蛋白质的供给；老龄社会如何提高老年人的生活质量，非常重要的方面就是老年人具有健康的身体，事实上，随着年龄的增长，身体抵抗力会逐渐下降，各种疾病的发病率增加，因此，对于提高身体免疫力、延缓衰老的保健食品需求增加。特别是新冠肺炎疫情期间，世界物质流通降低的情况下，如何高质量地保障我国人民对粮油的需求，微藻产业是最佳方式之一。微藻与常规作物相比光合效率高，同样条件下，藻类光合生产率最高可达到50g/（m^2·d），相当于森林固碳能力的10~50倍。再加上对土地的利用率极高，生产相同量的蛋白质，螺旋藻所用土地比大豆少95%，比谷类作物少97.5%，比牛肉产品少99.5%。微藻生产不占用良田，可在滩涂、荒漠、石岩，珊瑚礁等地上进行生产。我国的云南程海湖基地正是建在湖泊周围的荒地上。无论是市场需求，还是我国耕地现状都需要大力发展微藻产业。

巨大的海洋、湖泊和河流资源，漫长的海岸线是微藻产业发展有利条件。我国大陆海岸线长达1.8万km，拥有广阔的海涂，很多地方的气候条件都适宜微藻生产。对于微藻的利用，我国具有悠久的历史。我国的科研工作者已经鉴定的海洋生物有2万余种，其中藻类2400多种，其中蓝藻达132种。建立了大量的微藻研究机构（表3-16）。从表3-16可以看到，我国在微藻行业中已经形成了产学研一条龙的形态，大学和科研院所主要从事基础和关键装备研究，企业侧重于产业化的研究。在微藻的开发利用历史，国内外起步基本一致，与国际研究先进水平差距较小，已经培养了一大批长期从事微藻研究、开发、销售、管理等各方面的优秀人才，并取得了一系列科技成果，为今后微藻产业的发展提供了强有力的后劲。我国的微藻产量居世界第一位，特别是螺旋藻的开发利用，为微藻产业的发展积累了经验。

表3-16　　国内微藻主要研究机构

机构名称	技术
新奥集团股份有限公司	各环节技术，中试
中国石化集团公司	微藻种选育、规模养殖、采收加工到微藻生物质利用的全产业链成套技术，创新提出微藻脱硝组合工艺
云南爱尔发生物技术股份有限公司	雨生红球藻种植及其深加工产品开发，全球优质雨生红球藻天然虾青素供应商。2015年11月在“新三板”成功挂牌上市（证券简称：爱尔发；证券代码：834118）
清华大学	微藻能量转化机制

续表

机构名称	技术
中国科学院青岛生物能源与过程研究所	微藻能源利用和设施开发
中国科学院大连化学物理研究所	微藻能源
中国科学院海洋研究所	藻类资源
中国海洋大学	微藻分离培养、生理生化、微藻育种及微藻生物活性物质的开发利用
上海交通大学	微藻循环经济与微藻药品和功能性食品开发

（二）微藻产业发展的劣势

微藻产业发展历史较短，无论是生产模式还是设施建设都处于探索阶段。大部分是跑道池的重复建设，往往建设在自然条件适合微藻生产的基地，特别是当地可以提供给微藻生长微量元素的地区。微藻企业存在着规模小、分散、工厂化生产尚未完全等问题，有关微藻的标准也只有 11 项（表 3-17），其中螺旋藻相关的标准有 6 项，占到一半以上，并且集中在种植和初级产品，缺乏精深加工产品的相关标准。大健康产业的发展需要更多的微藻高附加值产品的开发，产品和生产规范性、标准化是产业发展的关键。

表 3-17　　国内微藻相关标准

标准编号	标准名称
GB/T 16919—2022	《食用螺旋藻粉质量通则》
GB/T 17243—1998	《饲料用螺旋藻粉》
GB/T 30893—2014	《雨生红球藻粉》
QB/T 2829—2022	《螺旋藻碘盐》
NY/T 1709—2021	《绿色食品　藻类及其制品》
SN/T 1113—2002	《进出口螺旋藻粉中藻蓝蛋白、叶绿素含量的测定方法》
SC/T 2047—2006	《水产养殖用海洋微藻保种操作技术规范》
DB53/T 186—2014	《地理标志产品　程海螺旋藻》
DB35/T 1095—2011	《螺旋藻养殖技术规范》
DB32/T 565—2010	《饲料用小球藻粉生产技术规范》
DB42/T 1156—2016	《地理标志产品　鹤峰葛仙米》

另一方面，虽然生物技术引领中国微藻产业 60 年，单位体积的生物量取得了突破性进展，但年产量只有 1 万多 t，比其他产业仍然偏低；随着蛋白质需求增加，对于微藻核心科技的研究和保护近年来迅速增加。以“微藻”为主题词对国内专利进行检索（图 3-42），从 2007 年后微藻相关专利迅速增加，其中制备方法、微藻培养和光生物反应器处于前三位。这种分布也体现了目前制约我国微藻发展的两个瓶颈，一是如何降低养殖成本，二是降低微藻产品制备的成本。对于我国已经较为成熟的螺旋藻养殖和加工，成本较低的螺旋藻，仍然是 2 万元/t，是鱼粉的 3 倍左右。因此，降低微藻的

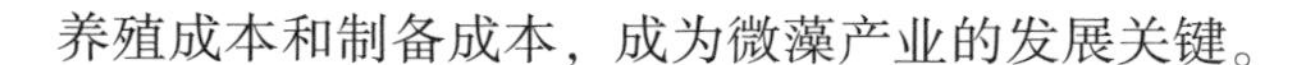

养殖成本和制备成本，成为微藻产业的发展关键。

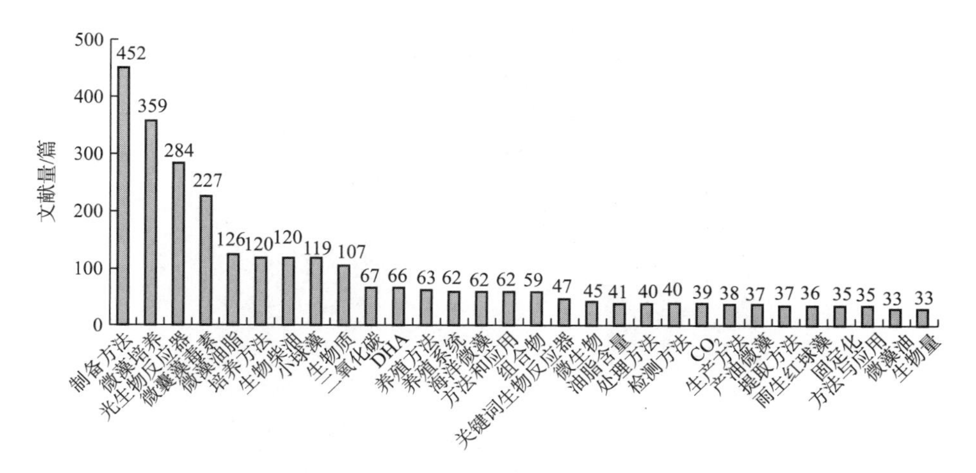

图 3-42　微藻相关专利主题分布图

（三）微藻产业发展的机遇

微藻产业体系见图 3-43，从图中可以看到微藻通过利用阳光、CO_2 和自然界的氮磷钾转化为生物能源和生物产品，特别是与健康产业相关的抗癌、抗病毒和抗菌等药品及其日常生活的食品和化妆品等。从图 3-44 可以看到我国未来对其他可再生能源的需求增长远远高于其他能源，而通过微藻进行油气生产，一度成为国内各科研结构研究重点和热点。近年来大型油田发现和国际油价的下跌，其热度降低，但是作为一种可再生的贮备能源，还是具有其发展的必要性。

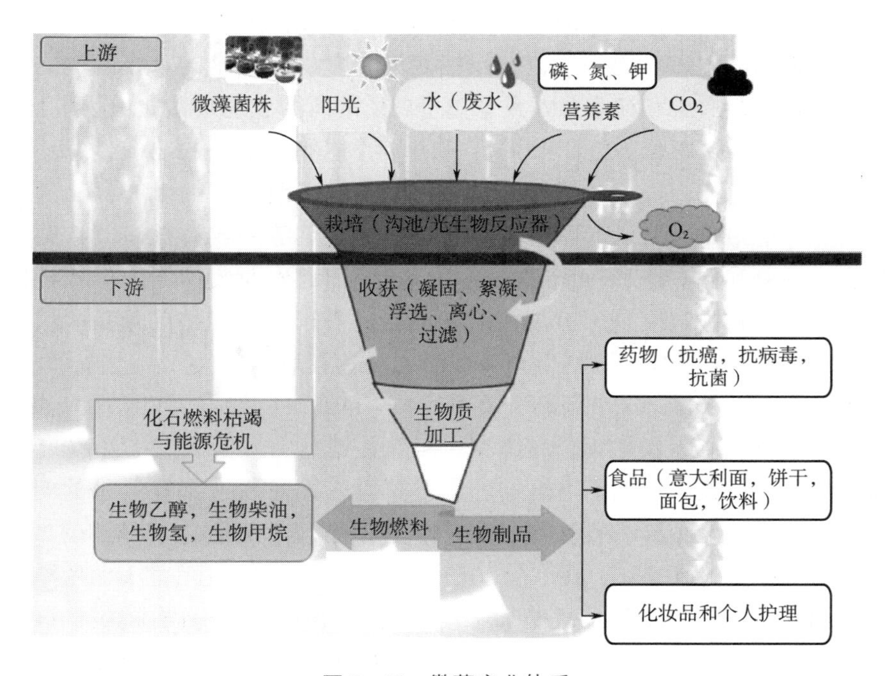

图 3-43　微藻产业体系

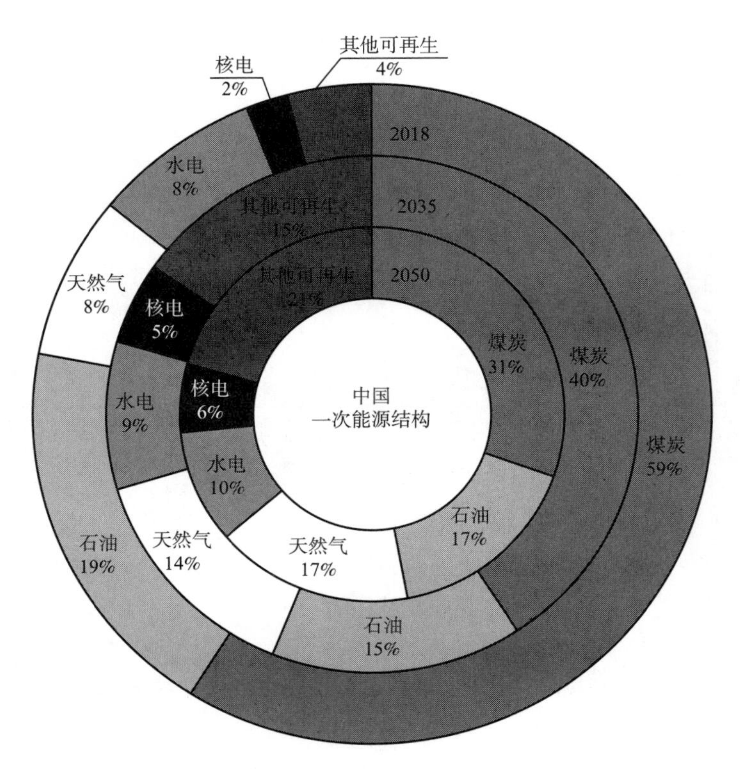

图 3-44　中国一次能源结构

蛋白质和油脂需求是我国粮油需求的关键，从 1993 年起我国进口大豆量 257 万 t 逐年增加，到目前大豆的进口量将近 1 亿 t（图 3-45）。中美贸易摩擦争端中大豆是焦点之一，新冠肺炎疫情对世界粮油的生产影响巨大，如何解决我国如此大量的蛋白质和油脂需求成为当前的焦点之一，也是保持我国粮食供给安全的重要问题之一。而微藻营养组成主要是蛋白质和油脂，并且单位蛋白质的所需土地是普通植物生长的 1/20，并且对于土地质量需求很低。近年来的雾霾表明我们赖以生存的地球生态环境随着碳排放的增加而日益恶化，土地沙漠化、水资源匮乏，目前主导的生产食物的方式是对生物圈正常运作的最大威胁。而螺旋藻、小球藻、盐藻等一些有益微藻将给人类健康带来生机，为恢复和保护地球环境带来希望。正如河北农业大学刘国振教授提出的将微藻作为一种农作物去解决我国对蛋白质和油脂的需求，不仅是保障我国粮食安全的重要途径之一，也是从根本上改善我国环境的重要途径。

2018 IFT 大会上，Innova 市场调查公司发布全球食品行业十大趋势中指出，海洋食品将给零食和膳食提供了新的营养和鲜味。而且数据显示，从 2012—2017 年，包含海洋原料的食品复合增长率达到了 19%。随着可口可乐投资 Suja 果汁推出的四款微藻果蔬汁，亿滋、玛氏等巨头纷纷投注微藻食品。据预测，微藻的全球市场在 2016—2023 年的年复合增长率超过 5.2%，预计在 2023 年将达到 447 亿美元。从食品添加剂的色素到食用油脂和蛋白质产品都是微藻加工的发展方向。特别是具有抗癌、抗炎和抗病毒等与大健康产业密切相关物质的发现，为微藻的发展提供了前所未有的机遇。

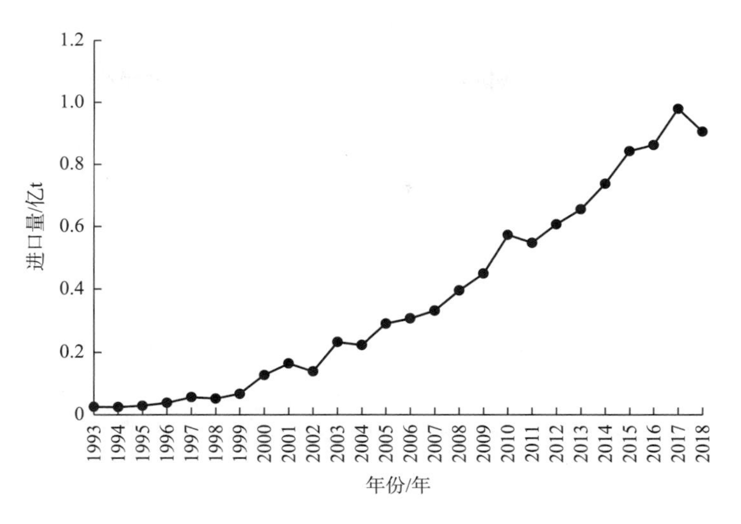

图 3-45 1993—2018 年中国大豆进口量

（四）微藻产业发展的威胁

虽然从总量上我国微藻产量居世界第一，但是无论是在微藻种植还是深加工方面还落后于世界先进水平。表 3-18 是目前国内外微藻主要生产企业。我国的微藻企业大部分目前以养殖和初加工为主，以原料出口和初级加工产品占领市场，国外企业却以高值化产品占领市场，导致了国内微藻企业利润低，无法开展精深加工，如此恶性循环下去，将严重阻碍我国微藻企业的发展壮大。特别是近年来新成立的微藻相关公司，均以生产藻类高端产品为主打产品。

表 3-18　国内外微藻主要生产企业

公司简称	成立年份	国家和地区	规模	主要业务
E. I. D. Parry	1788 年	印度	0. 52km^2，产品销售 41 个国家	营养食品领域提供有机螺旋藻、小球藻散装粉末和片剂产品
Corbion	1919 年	荷兰	—	乳酸
Earthrise Nutritionals	1976 年	美国	0. 432km^2，20 国家提供螺旋藻产品	螺旋藻和螺旋藻产品生产
远东生物	1976 年	中国台湾	—	微藻高值化产品，小球藻、螺旋藻、雨生红球藻三种营养微藻产品
Nutrex Hawaii	1993 年	美国	—	微藻研发
Cyanotech	1984 年	美国	0. 36km^2，欧洲、亚太地区、中东和非洲都有业务	螺旋藻、小球藻和雨生红球藻在相关高值化产品为主
新大泽	1994 年	中国	100 多万 m^2，年产螺旋藻近 1000 多 t	主打螺旋藻，小球藻、盐藻、雨生红球藻等营养食用藻的养殖科研及深加工

续表

公司简称	成立年份	国家和地区	规模	主要业务
赐百年生物	1994 年	中国	60 万 m^2 生产基地，30 多个国家地区	公司主要生产螺旋藻粉、螺旋藻粉、藻青蛋白粉等产品
绿 A 生物	1997 年	中国	云南省程海湖畔，年产应螺旋藻 700 多 t，小球藻 50 多 t	藻粉
Quorn	1998 年	美国	—	人造肉
海之骄生物	2001 年	中国	7 个养殖基地总面积 100 万 m^2。90%的产品销往世界 30 多个国家	年产螺旋藻 1000t，小球藻年年产 150t
TerraVia	2003 年	美国		以藻类为基础的食品原料
再回首生物	2006 年	中国	63 万 m^2	螺旋藻粉
ENERGYbits	2009 年	美国	—	藻类食品
Triton Algae Innovations	2013 年	美国	—	绿、红、黄三种藻类产品为主
Allmicroalgae	2015 年	葡萄牙	—	专注于微藻类产品和解决方案、食品和饲料的应用
Has Algae	2019 年	澳大利亚	—	专注于藻类高端产品开发

微藻产业发展主要瓶颈在于目前的生产模式（跑道池法、中空管光生物反应器和鼓泡柱反应器）生产运行成本高，单位体积生物量增加有限，从而造成了微藻生产成本远远高于常见的大豆、动物蛋白生产成本，成为影响其发展的主要影响因素。同时，对于微藻利用，目前在大健康产业中种类有限，相关基础研究较少，造成产业发展规模小，效益低下。

五、微藻类领域微生物健康产业的发展建议

我国微藻资源开发始于20世纪60年代初期的小球藻生产及其蛋白质补给，产业化微藻源于80年代中期的螺旋藻和盐藻规模培养。经过30年的发展，我国微藻产业与世界处于同步状态，如何在“十四五”期间发展我国的微藻产业，有以下五个方面的建议：①微藻生产模式的创新，开发简便易行的微藻培养模式，提供微藻生产的生物密度，大大降低微藻的生产成本；②根据《“健康中国2030”规划纲要》的要点，构建微藻产业标准化体系，从微藻育种、培养和产后加工、功能性评价方面建立相关质量安全标准，利用新技术新手段新平台，精准定位产品功能，稳固对接大健康产业，为微藻产业从初加工向精深加工发展提供保障；③根据《全国渔业第十三个五年规划（2016—2020年）》的要点，建立产品分级与网络配送体系，从产品开发技术和营销模式上，降低微藻产品成本，促进微藻产业升级；④充分利用微藻的生物固碳、废水

处理功能，集成系列创新技术，实现以微藻为核心的兼顾经济价值和生态环境治理于一体的新模型；⑤开启微藻健康农业理念，不仅在微藻生化基础研究中加大投入，而且着重微藻农业产业发展思路，建立一种社会资本和政府投资相融合的新模式，推动微藻产业走向大农业进而进入工业化时代。

第四节　保健食品领域的微生物健康产业发展态势

随着社会进步和经济发展，人类对身心健康状况日益关注，加之老龄化人口比例不断增长，带动了全球保健品需求量持续上升。虽然世界各国保健品的市场起步时间不同，消费者的教育程度和需求存在差异，市场成熟度也不同，但在市场发展的驱动力方面存在很多共同点。比如美国、欧洲和日本市场的保健食品发展与人口老龄化、医疗费用增加、对食品安全性的重视程度以及环保问题等因素密切相关，而南美洲和亚洲（不包括日本）的保健食品产业较高的增长幅度与其经济发展、可支配收入增长以及不断扩大的中产阶层的消费能力密不可分。总之，消费者收入的增长以及消费观念、健康观念的转变，提升了保健食品的消费空间。

一、保健食品领域微生物健康产业的市场发展态势

（一）保健食品领域微生物健康产业的发展现状

近年，肠道微生态与健康成为热门研究领域，微生物健康领域的市场需求也越发庞大，食用菌、益生菌、藻类等保健食品的研发、生产等技术成为重点领域。目前我国食用菌、益生菌、藻类等保健食品发展现状分析如下。

1. 食用菌在我国保健食品中的应用现状

从原食品药品监督管理总局数据库（现更新为“特殊食品信息查询平台”）进行原料名称检索，截至2020年3月，我国食用菌类获批保健食品中，原料使用频次较高的前9种为：灵芝（911个）、茯苓（685个）、灵芝孢子粉（295个）、蝙蝠蛾拟青霉（198个）、香菇（105个）、酿酒酵母（82个）、蛹虫草（56个）、蝙蝠蛾被毛孢（47个）、银耳（39个）。申报功能方面，增强免疫力最多（约占同类产品的50%），此外，还有抗氧化、对化学性肝损伤有辅助保护作用以及缓解体力疲劳等功能。在功效成分和标志性成分方面，以食用菌多糖（约50%）、三萜、腺苷等比较多。在剂型方面，以复方类产品居多。此外，还有胶囊剂、片剂以及口服液等剂型。

2. 益生菌在我国保健食品中的应用现状

关于益生菌类原料应用，在申报剂型方面以粉剂、颗粒剂、硬胶囊、片剂等固体形式居多，另外，还有少量的酸乳制品和乳酸菌饮料也通过了保健食品的审评审批。在申报功能方面，调节肠道菌群、增强免疫力以及同时具有这两种功能的产品数量最多。

在已获批益生菌类保健食品中，原料以乳杆菌和双歧杆菌的使用次数较高。另外，研究表明，益生菌各菌株之间还存在一定的共生关系。例如：在乳双歧杆菌和嗜酸乳杆菌的共生关系中，前者在发酵时能合成维生素 B_1、维生素 B_2、叶酸等物质，并生成

乙酸满足后者生长过程中营养物质的需求，促进嗜酸乳杆菌生长增殖；同时，后者在微氧乳基质生长过程中能不断降低乳基质中的氧化还原电位，为前者生长提供各种已分解、易吸收的物质，促进乳双歧杆菌的生长。鼠李糖乳杆菌和嗜酸乳杆菌也具有共生作用，乳酸作为前者主要的终端产物，其能促进后者生长增殖，缩短其发酵时长，加速产酸；同时，后者又能分解蛋白质产生多种氨基酸，为前者生长提供氮源。所以，申请人在进行组方时，通常选择 2 种以上益生菌进行配伍，并且，选择嗜酸乳杆菌进行组方的保健食品居多。

3. 藻类在我国保健食品中的应用现状

数据显示，藻类保健食品中常用到的原料有螺旋藻、DHA 藻油等；由于 DHA 藻油属于油脂类原料，因此剂型上选择软胶囊最佳，除此之外的多数藻类原料性状为粉末，因而对产品剂型设计而言，具有较多的选择，主要以粉剂、硬胶囊剂、片剂为主；功能方面以增强免疫力、改善记忆力等为大众熟知；标志性成分的选择也多以蛋白质、DHA、β-胡萝卜素、虾青素等为多。

食用菌、益生菌、藻类相关的研究曾多次登上 *Nature* 及 *Cell* 封面。可见微生物健康领域的研究受到国际各学者的关注。随着微生物健康领域基础研究的深入，其相关产业呈现出朝气蓬勃的态势，市场需求也不断增多。然而在食用菌、益生菌、藻类等微生物健康领域的市场迅速发展的过程中，产品的推广环节也出现了各种问题。其一是产品的功能性夸大。导致一些不法分子乘虚而入，以不法宣传和利用，使得消费者盲目听从，期望值过高，但实际并不能达到包治百病的效果，激起消费者不满，最终丧失市场。2018 年 12 月，“权健事件”的发生引起国民及高层的关注，2019 年 1 月 8 日至 2019 年 4 月 18 日，13 部门联合在全国开展了为期 100 天的保健品行业整顿行动，出动执法人员 274. 1 万人次，检查保健品类店铺 73. 1 万个，撤销所涉直销产品备案 49 个，吊销食品经营许可证 54 户，吊销营业执照 90 户，捣毁制假售假窝点 465 个，罚没款 6. 64 亿元，曝光典型案例 100 个。百日行动打击了直销假企业，未来直销渠道销售占比将继续下滑，同时消费者对保健品识别能力提升，规范化产品将更受市场青睐。

（二）保健食品领域微生物健康产业的市场发展态势

我国食用菌、益生菌、藻类等保健食品产业的发展基础源自需求的不断增长。而需求的增长取决于供给能力、消费能力和现实需求等因素。从中华人民共和国国家统计局对居民消费支出的统计显示，1978 年为 1759. 1 亿元、1990 年为 9435. 0 亿元、2000 年为 46863. 3 亿元、2017 年为 320689. 5 亿元、2018 年为 354124. 4 亿元，期间及用于医疗保健的消费额也均呈现持续增长的状态。可见，经济发展是诸多因素中最为关键、根本的要素。

一方面，人们的健康意识、消费观念等也是影响我国食用菌、益生菌、藻类等保健食品产业发展的重要因素。因为社会经济发展，人民生活质量得以逐步提升，中国人对营养和健康的重视也逐渐显现。其次，教育资金的投入加大，使得教育水平提高，进一步强化科学理性的消费意识。基于疾病病谱变化和健康意识、科学消费理念的提升，更进一步促进了对保健食品的需求，特别是食用菌、益生菌、藻类等保健食品，相较于传统滋补类保健食品，其安全性及功能性更为突出，原材料的研发、生产、保存条件更为严格。另一方面，随着社会的高速发展，也使得人们生活节奏加快、巨大的生活及精神压力，对我们的健康产生了严重的威胁。所以，在现代社会科学饮食、合理营养、健康意识将会成为全社会的基本共识，微生物健康相关产品、产业的发展也将成为广大人民群众的基本需求。

近年来，保健品行业新政不断出台，行业政策利好与监管趋严并举，尤其 2016 年开始，保健品实行“注册+备案”双轨制，推动行业规范化发展。据资料显示，2018 年，中国保健品市场规模为 2575 亿元，同比增长 8.4%。目前中国为全球第二大保健品消费市场，其市场规模仅次于美国。

二、保健食品领域微生物健康产业的企业竞争格局

据悉，全球微生物健康市场主要集中在三大区域，即亚洲、北美和欧洲，其中，日本和西欧发展比较成熟，而北美和东欧地区增长最快。其中，功能食品成为微生物健康市场应用的最大领域，也是重要的研究领域以及竞争重点。而在功能食品领域，主要是以亚太地区和欧洲的市场份额较大。而在膳食补充剂领域，以东欧和北美的市场份额较大。加之国外大型企业多，品牌影响力大，对我国微生物健康企业发展十分不利。

微生物健康相关产品的开发过程中涉及诸多技术，例如：益生菌菌株的开发与应用、食用菌菌种的驯化栽培以及藻类等保健食品的新功能研究等。但我国微生物健康产业起步晚，企业建立的研发团队力量薄弱，来自各方面的影响都加重了我国微生物健康企业的压力。尽管国内出现了一系列生物企业进行微生物健康相关产品开发，但核心品牌缺乏，说明国内企业核心技术缺乏，未来国内企业进行微生物健康产品的开发将会变得异常艰难，需加大投入或通过并购方式，进行新技术、新产品、新功能开发来获取更多的竞争力。

三、保健食品领域微生物健康产业的技术发展趋势

未来微生物健康领域市场的需求是无止境的，且更加趋于多样化、差异化，因而微生物健康领域的技术发展趋势必定也需要随之不断深入发展，才能为满足不同的需求提供保证。而需求的多样化体现在诸多方面，例如，在营养素的补充方面，不再像过去那样仅仅是进行单一元素的补充，而是强调多原料、多功能复合补充，所以配方配伍的研究要不断推陈出新。再如，根据不同的年龄、性别等需求，开发出更多适用、方便以及更易于被人体高效利用的剂型。

我国微生物健康领域产业的发展正开始进入成熟期。在这个阶段，学科交叉碰撞的科学技术将更为先进，将会吸引各领域竞相进入，促使微生物健康领域市场更加多元、快速地发展。同时，产品开发与更新的加快同支付方式的便捷等多重因素共同作用，将进一步降低交易成本，使得微生物健康领域的系列产品总体价格水平有所下降，而这也是大众所盼望的。所以，大力发展微生物健康领域技术的深入化、多元化是必要且必然的趋势。

四、保健食品领域微生物健康产业的 SWOT 分析

（一）优势分析和劣势分析

我国食用菌、益生菌、藻类等保健食品产业发展的优势首先表现在需求上。中国作为第一大世界人口大国，需求量和消费量十分庞大。现代社会的高速发展，人们生活节奏随之加快，压力也迎面而来，并涉及各个年龄层次，而对于老龄化趋势日益加速的中国而言，作为社会主要劳动力的青壮年们需要面临工作、赡养父母和教育子女的压力，为此付出健康代价的也比比皆是。有研究表明，人体颇为常见的亚健康疾病大多数与肠道菌群失衡和缺乏免疫力相关。而食用菌、益生菌、藻类等保健食品在市场上涉及相关功能的产品十分丰富。

我国地大物博，幅员辽阔，水资源丰富，生态环境多样，跨越几个气候带，南北气候差异显著，具有多样性的地理条件和气候类型，适宜多种不同品种和温型的食用菌类及藻类等栽培和繁育。此外栽培技术和繁育技术不断优化，从传统的人工小规模到成片的集约化逐渐转变为工厂化生产，种类也越加丰富，随之产量也得以逐步提高。我国作为传统的农业生产大国，具有发展食用菌、藻类等保健食品产业得天独厚的优势。同时，我国人口众多，劳动力资源丰富且用工成本相较于国外更低。虽然现代科技发展水平已经逐步运用机械代替了部分人工操作，但是依旧无法实现全机械化、自动化操作的精确性及其他细节问题，很多工作程序也必须依赖于手工操作完成，例如筛选、巡查、紧急措施等。

然而，我国益生菌类研究及产业起步较晚，而且由于一株成熟的商业菌株开发需要大量的时间及成熟的技术，国内厂商市场占有率较低。其次，我国食用菌、益生菌、藻类等保健食品是一个综合性产业，在产业科技发展上，涉及微生物科学、生物工程、食品科学、食品加工科学等多学科、多领域的综合集成。因此对于相关研发团队，团队成员的专业要求较高。目前我国此类人力资源还比较少，这对于整个行业的科技发展和研究探索十分不利。

（二）机遇分析和威胁分析

随着经济水平的提高和人民对生活的健康日益关注，我国食用菌、益生菌、藻类等保健食品产业也将迎来前所未有的机遇，新的疾病病谱也使人们对健康的理性认识及需求意识更为强烈，消费结构的转变，也为功能食品产业的发展提供了巨大动力，加之国家政策大力扶持，促进了食用菌、益生菌、藻类等保健食品产业发展。

随着互联网的广泛应用，以及移动终端的不断流行，电子商务在当前的营销活动中已经不是新词，对信息技术的应用还能够有效提升企业竞争力。信息大爆炸时代，合理利用可以起到良好的宣传和科普作用。例如，微信公众号、头条新闻、小程序等都是流量传播的集中点。

然而机遇与危机并存。虽然国家于 2018 年 12 月修正了《食品安全法》并于同年 10 月修正了《广告法》等政策文件，加强对功能食品行业的监管。国家市场监督管理总局也逐渐完善保健食品监管法律法规体系，《保健食品注册与备案管理办法》《保健食品备案工作指南（试行）》等多部监管规则的下发，明确了原料管理、功

能声称管理、标识和广告审查等一系列管理制度。但在行业发展过程中，仍存在产品质量良莠不齐、假冒伪劣、夸大宣传、虚假宣传等问题，行业监管体制机制仍需完善，法规制度仍需进一步健全。这些问题在一定程度上阻碍了功能食品行业的健康持续发展。从企业规模来看，我国食用菌、益生菌、藻类等保健食品大型企业的占比少，生产企业以小规模居多，呈现出“企业多、分布散、集中度低”的竞争格局。部分小企业诚信观念和质量安全意识普遍不强，主体责任尚未完全落实，多数生产企业仍难以适应未来市场发展的要求，也是导致保健食品产业乱象丛生的原因之一。

我国缺乏营养知识普及教育，公众了解和掌握的营养知识缺乏权威性，对食用菌、益生菌、藻类的保健食品认识观念不足，现有的营养宣传教育难以满足公众的需求。加之保健食品的信任危机，尚未给大众有效的“定心丸”，同时各类推广活动及国际产品的竞争压力影响，选择国外产品的人数越来越多，在一定程度上制约了相关保健食品市场及产业的发展。

五、保健食品领域微生物健康产业的发展建议

（一）食用菌类保健食品产业发展建议

食用菌作为我国比较广泛的食物原料，具有种类丰富、产量大、口感良好、风味独特、功效成分多、营养价值高等特点，它不仅改善了我国粮食短缺的状况，同时也为带动地方经济发展作出了巨大贡献。但是，目前食用菌类保健食品的原料使用多集中于药食两用类、虫草类；功能声称多集中于增强免疫力。长此以往，不利于我国食用菌保健食品的丰富性及创新性。其次，食用菌类原料的附加值还没有被完全发掘，功效成分研究还不够完善，产业化程度还比较低，而且，产业缺乏相应的科技支撑，没有统一的管理体系。

因此，未来进一步开发利用食用菌类原料仍需大量工作，通过各个层次、各个方面的综合研究，并引入新技术、新方法支持我国食用菌产业化更加科学和高效，并在结合国家法规政策考虑的同时，也要多借鉴国内外最新的动态研究，制定出符合我国国情的多原料、多功能、多剂型、多创新的食用菌保健食品，可望使食用菌类原料在保健食品等领域发挥出更大的作用，促进食用菌类原料保健食品的开发及产业快速发展，提升我国食用菌类原料保健食品的国际竞争力。

（二）益生菌类保健食品产业发展建议

益生菌保健食品以其原料特殊性及生产加工技术等原因，剂型上以粉剂、颗粒剂、硬胶囊、片剂等固体形式居多，功能声称也主要是改善肠道菌群与增强免疫力居多，配方相似度高，缺乏创新性及差异性，长此以往，不利于益生菌保健食品的长久发展。因此，应加强这些方面的研究和应用，为益生菌类保健食品带来更多的可能及突破。

另外，我国益生菌原料供应商相较于国外起步晚，菌种生产工艺、设备、保藏等方面也较为落后。但是，科技界和产业界目前越来越重视益生菌原料的开发和研究，相信随着相关研究的不断深入，以及益生菌类保健食品新产品的越发丰富，将会有效

带动该产业链各个环节相关企业的快速发展。

（三）藻类保健食品产业发展建议

藻类作为我国重要的水产品资源，其具备诸多营养价值，且我国地理条件充沛，为其发展提供了许多便利。但是，藻类作为海产品，会富集一定重金属、有毒物质，因此对于藻类原料的加工处理技术应当深入展开，同时相关的科学研究内容可以更丰富多样，以促使其因高安全性和高营养价值得到大众的认可及使用。另外，结合我国食用菌、益生菌、藻类等保健食品产业内部条件的优劣势和外部环境的机遇与威胁的SWOT分析（表3-19），为我国食用菌、益生菌、藻类等微生态保健食品产业发展提出相应建议。

表3-19　我国食用菌、益生菌、藻类等保健食品产业发展SWOT分析

SWOT四要素	态势分析
优势（Strengths）	1. 人口众多，需求量激增 2. 地大物博，多数原材料质优价廉
劣势（Weaknesses）	1. 研发时间段，技术落后 2. 专业人才不突出
机遇（Opportunities）	1. 政策支持，法规明确 2. 互联网助力，有利于科普
威胁（Treats）	1. 监管力度不足，质量良莠不齐 2. 弄虚作假，诚信不足 3. 大众营养知识匮乏，国际竞争压力大

1. 优势-机遇组合：增长型战略

发挥物资丰富优势，加大政策支持。原材料是食用菌、益生菌、藻类等保健食品研发的源头，必须严格控制，才能为进一步加工开发打下良好的基础。因此，对于原材料的生产厂商建议给予政策扶持，吸引企业大力发展原材料加工生产技术，为行业发展提供源源不断的资源。还可以发展地域优势，同时结合实情出发，将小企业整合为大型股份制企业，推进食用菌、益生菌、藻类原材料工厂化发展。要提高龙头企业的科技成果转化力度和工业化装备水平，提高食用菌、益生菌、藻类保健食品产品精深加工的生产工艺与水平，以推动行业的旺势发展。

加大互联网宣传力度，促进产业健康快速发展。现代社会的信息交流便捷，合理利用互联网的优势，科普权威健康知识，正确引导消费者选择适合自己的产品，才能促进整个产业发展，带动市场需求健康快速发展。

2. 优势-威胁组合：多种经营型战略

加大监管力度，提高产品质量。提高原材料供应商生产经营监管力度，严格把控资源的合理开发利用。建议加强原材料质量标准体系和检验检测体系建设，对食用菌、益生菌、藻类等保健食品的原料来源基地进行GAP认证，对从业者进行标准化和安全培训，让从业者必须将标准意识贯穿于每一个生产环节。严格监管产品生产企业的质量监管、生产经营及售后服务等环节，保证市场流通产品质量，从而满足消费者对国产保健食品高质量的要求。

加大营养科普宣传，提升国产品牌竞争力。发挥协会宣传作用，推动产业健康发展，引导消费者科学的消费观，购买实惠且适合的产品。树立消费者对国产食用菌、益生菌、藻类等保健食品的信心和好感，获得与国际产品竞争的资本。

3. 劣势-机遇组合：扭转型战略

加大资金、教育的投入，增强国际交流。食用菌、益生菌、藻类等保健食品是具有多功能的保健食品，发展潜力巨大。但其功能成分和功效的研究仍然不足，导致产品价值难以提升。科技是发展的动力，加强科技研究投入及国际交流，有利于各领域技术相互利用，加快各领域技术更快地发展，更有利于培养出全能交叉型科学技术人才，为我国食用菌、益生菌、藻类等保健食品产业的发展提供强有力的技术保障。其次，加大互联网信息知识的合理利用及共享，多渠道分享技术成果及学习交流资源。为产业相关从业者提供更多的学习平台，促进产业与人才的互惠。

研发新型制剂技术，创新功能应用范围。一方面，功能因子要达到稳定、长效等目的，必须研究符合其要求的新型制剂，使现有散剂、片剂、胶囊剂等制剂技术得到完善；另一方面，创新食用菌、益生菌、藻类等剂型表现形式，将其功能因子与食品营养组分完美结合，开发功能性调味品、功能性速食食品等食品剂型，可以提高消费者的适应性。

4. 劣势-威胁组合：防御型战略

实施强有力的政策制度，提高监管力度的透明度及执行力。严惩行业内违法乱纪现象，提高国产行业的口碑，促使消费者的信任强化。鼓励国有品牌的竞争力、创新力、自信力，提高知名品牌的国际影响力。利用互联网优势加大宣传力度，促进良好食用菌、益生菌、藻类等保健食品产业发展。

同时，呼吁特殊食品行业企业不要弄虚作假，不要违规违法经营，坚决纠正和抵制商业贿赂，有效建立合理的价格体系，避免哄抬价格，或者低价竞争，维护特殊食品的市场秩序。加强员工安全生产意识，并积极做好国民健康教育，科学地向公众传播食品营养和科学知识，杜绝误导和欺骗消费者。

4

第四章　我国微生物健康产业发展分析

目前，微生物健康产业在国家经济和社会发展中发挥着重要作用。我国微生物健康产业经过十几年的发展，总体规模和水平得到了大幅提升，以益生菌、食用菌、微藻类等为支柱的微生物健康产业取得了长足的发展，综合实力不断增强，但总体上还处于发展的初始阶段。面向未来，我国健康产业发展虽然还面临很多制约性因素，但即将进入快速发展期。《中共中央关于制定国民经济和社会发展第十四个五年规划和二〇三五年远景目标的建议》指出："全面推进健康中国建设"。发展健康产业是实施健康中国战略、增进人民健康福祉的重要举措。随着我经济的发展和人口老龄化程度的加深，消费者的健康问题备受重视，为微生物健康产业的发展提供了广阔的市场空间。

第一节　我国微生物健康产业发展基础

产业基础能力是对产业发展起基础性作用，影响和决定产业发展质量、产业链控制力和竞争力的关键能力。目前，我国经济发展质效不断提升，民众健康意识增强，消费逐渐升级，市场监督服务改革不断推进，社会发展进入中等收入阶段与人口老龄化时期，已初具微生物健康产业发展的基础和条件。

一、经济基础雄厚

我国微生物健康产业培育和发展具有良好的经济基础。经济的中高速发展、人民大众的收入与消费双增长，为生命健康产业发展奠定了经济基础。目前，我国经济发展进入新常态，继续保持中高速增长，增速位居于世界主要经济体前列，良好的经济发展形势为健康产业的发展提供了稳定的发展环境。

二、政策支持力度加大

产业政策对于推动产业在整个周期中的发展和演进都起到积极作用。微生物健康产业的培育和发展，同样需要经济方面和产业方面的政策支持。由于健康产业可以有效推动经济发展，具有改善经济发展结构的作用，越来越受到政府的重视和关注，政府也相应增加了建设、科研等方面的资金投入，在政策上给予了一定支持，促进了健康产业发展。

三、市场潜力巨大

近年来，我国健康产业快速发展，其中微生物健康产业发展态势良好，市场容量不断扩大。随着居民经济条件的改善、老龄化的快速发展及居民健康意识的增强，消费者对健康产品和服务需求将不断增长。另外，数据显示，微生物健康产品支出和占消费支出比例呈现上升趋势，且增长速度较快，为我国健康产业的市场需求带了巨大潜力。

四、企业自主创新能力日趋增强

微生物健康产业的发展需要强大的科研力量支持。为了推动科技发展，政府和企业逐年加大微生物健康科研投入力度，吸收消化外来引进技术，自主创新能力日趋增强。在技术创新方面，我国微生物健康产业经历了模仿创新、集成创新、引进消化吸收再创新等阶段，总体创新能力得到了明显增强，正在由跟随式创新向引领式创新转变。企业成为微生物健康产业技术创新主体。目前，中国微生物健康产业市场发展良好，日渐成熟，出现了一些注重技术创新的益生菌、食用菌、螺旋藻相关产品的新型企业，正在向着国际化、产业化、集团化及现代化迈进。

第二节　我国微生物健康产业发展 SWOT 分析

SWOT 分析法是经济学领域的一种研究方法，也称作态势分析法，因其分析事物比较全面，结论也比较客观和准确，常运用于产业和战略的分析。应用 SWOT 法分析我国微生物健康产业发展的优势、劣势、机遇和威胁，提出能够取长补短、更好更快地发展我国微生物健康产业的路径及对策。

一、我国微生物健康产业发展的优势

（一）拥有微生物资源优势

微生物作为全世界分布最广且拥有量最多的生物资源，其应用已涉及诸多领域并展现出了巨大的经济价值和社会价值。根据世界知识产权组织的统计，截至 2017 年底，全球共收集保藏用于专利程序的生物材料 107889 株（份），美国典型培养物保藏中心（ATCC）、中国典型培养物保藏中心（CCTCC）、中国普通微生物菌种保藏管理中心（CGMCC）、日本国际专利生物保藏中心（IPOD）和德国微生物菌种和细胞保藏中心（DSMZ）专利生物材料保藏量居前列（图 4-1），中国为 25344 株，居世界第二位。尤其是在食用菌资源优势方面，由于我国地域广阔，由南向北地跨 5 个气候带，所占的地理优势造就了我国食用菌物种的多样性。据调查，我国目前已知食用菌近 1000 种，而经人工驯化后可培养形成子实体的食用菌约 100 种，可规模化生产推广的商用食用菌约 50 种，已用于加工生产健康产品的食用菌近 30 种，还有大量的微生物资源需要开发。

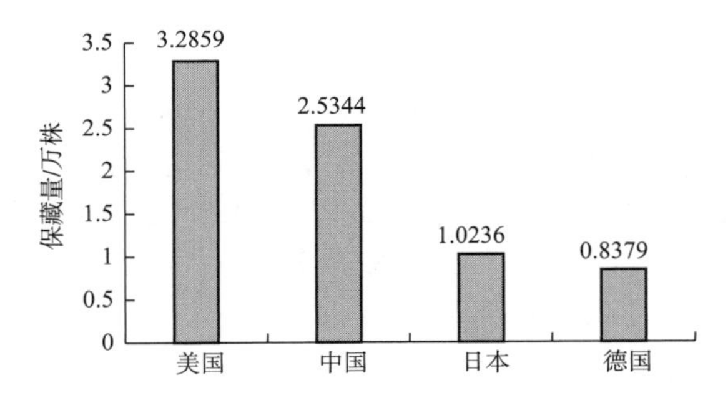

图 4-1　世界前四位专利生物材料保藏量

（二）微生物健康产品市场潜力巨大

我国是全球人口老龄化速度最快且老龄化人口数量最多的国家。伴随着人口的老龄化，健康产业中的老年市场需求量也日益走高。产业信息网数据显示，中国健康服务产业市场规模逐渐扩大，呈上升趋势，且增长速度较快（表 4-1）。另外，由于工作、生活等多方面的压力，亚健康人群在不断增加，再加上人口老龄化规模增大和速度加快，预计到 2050 年，65 岁及以上人口比例将增至 16%，有巨大的市场需求。另外，国际经验表明，当人均 GDP 超过 6000 美元时，民众消费进入典型的消费升级周期，健康产业的市场需求量巨大。

表 4-1　2009—2016 年中国健康服务产业市场规模

年份/年	金额/亿元
2011	25923
2012	29915
2013	37363
2014	44988
2015	49985
2016	56073

二、我国微生物健康产业发展劣势

（一）研究体系不太完善

近年来，我国的微生物健康产业发展速度迅猛，呈现出一派生机勃勃的景象，然而，在全球经济形势下，我国的微生物健康产业也凸显出一些问题，面临着诸多挑战。在科学研究方面，我国在发展健康产业的基础前沿研究、平台基地建设、人才团队培养等方面已具备良好基础，科技实力不断提升，也取得了一系列成果，但我国健康产业领域的整体研究上基础比较薄弱，还存在不系统和不深入等问题。以益生菌为例，截至 2018 年，全球共申请益生菌相关专利 44759 件，我国共申请相关专利 19049 件。我国专利申请中前三位分别是光明乳业股份有限公司、浙江劲膳美生物科技有限公司和江南大学。

我国申请的益生菌专利主要集中于益生菌在食品、动物饲料等领域中的应用，而新型益生菌开发和原料制备工艺方面的专利较少，科技创新能力和核心竞争力还亟待提高。再加上对微生物菌种质量评价、功效评价、菌剂生产、保存技术、精深加工产品的调控以及专用设施设备方面的研究也极其不深入，需要切实加强健康产业科技创新，构建微生物健康产业科技支撑体系。

（二）拥有自主知识产权菌株少

尽管我国拥有资源优势，但由于缺乏对微生物基础研究的深度，缺乏对育种需要的种质资源、生产种类的基本遗传学和生理学的系统研究，难以培育出具有自主知识产权、高生产潜力的菌种。例如益生菌领域，虽然一些研究机构、大学和企业获得了一些菌株，如中国农业大学获得了长双歧杆菌 BBMN68、青春双歧杆菌 BBMN23、动物双歧杆菌 A6、干酪乳杆菌 L9、唾液乳杆菌 FDB86 等 10 余株菌株，江南大学获得了植物乳杆菌 CCFM8661、植物乳杆菌 8610、ST-Ⅲ等菌株，北京科拓恒通生物技术股份有限公司拥有干酪乳杆菌 Zhang、植物乳杆菌 P-8、乳双歧杆菌 V9、瑞士乳杆菌 H9 等菌株，江苏微康生物科技有限公司、河北一然生物科技有限公司、润盈生物工程（上海）有限公司等也在不断开发微生物菌株，但核心菌株对国外的依赖度超过 90%，应用到酸乳产品的菌株对国外依赖度几乎达 100%，批准应用于婴幼儿食品的 9 种菌株大多都来自国外。核心菌株和关键技术相对落后，显著降低了我国微生物健康产业的竞争力。

（三）产品供需不平衡

微生物健康产业是国民经济的重要组成部分，肩负着消费者健康和促进经济发展的双重使命，微生物健康科技是产业发展的基石，依靠科技创新，可以更好地实现微生物健康产业的供给侧改革。近两年来，部分微生物健康产品同质化严重，出现了全国或区域性的产能过剩。另外，我国已经进入到消费提升阶段，居民对健康提出了更高的要求，而有关产品的研制、开发、销售和管理机制等发展相对缓慢且不成熟，不能满足消费者更高的健康需求，微生物健康产品的供给亟待增长。另外，一些老人、妇女、儿童以及亚健康状态等特殊人群对有特殊功能的微生物健康产品需求增加，导致产品供需两端出现不平衡，亟须进行供给侧改革，调整产业结构，形成微生物健康初级与精深加工互补的产业发展新格局。

（四）管理制度和政策体系不完善

从政策上看，尽管近些年许多省市出台了微生物健康产业政策，但总体上产业发展与政策仍不配套，有待进一步完善。虽然微生物健康产业存在众多优势，但是与传统产业相比，政策支持力度较小，导致其产业链上的菌种挖掘、技术开发、规模生产及设备设施研发等方面没有形成完善的技术模式，再加上法律法规不完善、学科建设不系统，人才培养机制不健全等，使得我国微生物健康产品的自主研发和创新能力较低，总体上还处于初级阶段。另外，我国目前暂未制定微生物健康产品统一的市场准入规则，相关的行业标准也不完善，这严重阻碍了微生物健康产业的发展。部分微生物健康产品市场准入门槛较低，行政监管不严，企业仅重视产品营销，而不注重产品质量，出现以次充好的现象，致使消费者对产品的信任度降低。另外，在益生菌药品领域，现行政府监管模式及审批机制存在不足，给企业带来诸多困难和障碍，严重制约了创新产品的开发，阻碍了产业发展。

三、我国微生物健康产业发展机遇

（一）经济发展质效不断提升

我国微生物健康产业培育和发展具有良好的经济基础。经济的快速发展以及人民大众的收入与消费双增长，为生命健康产业发展奠定了经济基础。目前，我国经济发展进入新常态，继续保持了中高速增长，增速位居于世界主要经济体最前列，良好的经济发展形势为健康产业的发展提供了稳定的发展环境。目前欧美国家健康产业总产值占国内生产总值比例均超过了10%，而我国的约为5%，从产业规模到发展阶段均落后于发达国家。另外，国家统计局数据显示，我国城镇农村人均可支配收入逐渐增加，见表4-2。近年来，城镇人均健康产品支出的年均增长率为15%左右，农村人均消费支出的年均增长率为21%左右。随着我国经济和居民生活水平的快速提高，对健康的态度和观念也发生了变化，我国居民对自身和家庭成员的健康提出了更高要求，为微生物健康产业的发展带来了新的机遇。

表4-2　　2015—2019年全国城镇农村人均可支配收入

年份/年	城镇居民人均可支配收入/元	农村居民人均可支配收入/元
2015	31195	11422
2016	33616	12363
2017	36396	13432
2018	39251	14617
2019	42359	16021

（二）党和国家对健康产业高度重视

党和国家对健康产业的重视可为健康产业的发展提供充分保障。2017年10月18日，习近平总书记在党的十九大报告中指出，实施健康中国战略，要完善国民健康政策，为人民群众提供全方位全周期健康服务。2016年10月，中共中央、国务院印发了《“健康中国2030”规划纲要》。至2030年，建立起体系完整、结构优化的健康产业体系，形成一批具有较强创新能力和国际竞争力的大型企业，成为国民经济支柱性产业。积极促进健康与养老、旅游、互联网、健身休闲、食品融合，催生健康新产业、新业态、新模式。2019年7月15日，国务院印发《国务院关于实施健康中国行动的意见》（以下简称《意见》）。《意见》中强调，国家层面成立健康中国行动推进委员会，制定印发了《健康中国行动（2019—2030年）》。2019年7月15日，国务院印发了《健康中国行动组织实施和考核方案》（以下简称《方案》）。《方案》中提出，建立健全组织架构，依托全国爱国卫生运动委员会，成立健康中国行动推进委员会。随着健康中国成为国家战略，以及政策文件的发布实施，部门和地方健康产业政策的制定，中国健康产业将迎来快速发展的机遇期（表4-3）。

表4-3　　中国微生物健康产业相关政策文件

年份/年	部门	政策文件
2016	国务院	《“健康中国2030”规划纲要》
2016	国务院	《“十三五”国家战略性新兴产业发展规划》
2016	国务院	《“十三五”生物产业发展规划》
2016	国家发展和改革委员会	《促进民间投资健康发展若干政策措施》
2017	国务院	《国民营养计划（2017—2030年）》

续表

年份/年	部门	政策文件
2019	国务院	《国务院关于实施健康中国行动的意见》
2019	国务院	《健康中国行动组织实施和考核方案》
2019	健康中国行动推进委员会	《健康中国行动（2019—2030年）》
2019	国家发展和改革委员会等21个部门	《促进健康产业高质量发展行动纲要（2019—2022年）》

（三）自主创新能力日趋增强

微生物健康产业的发展需要强大的科研力量支持。为了推动科技发展，政府和企业逐年加大微生物健康科研投入，吸收消化外来先进技术，自主创新能力日趋增强。据科技部发布的2018年中国科学研究与试验发展R&D经费投入，从企业、研发机构与高等学校R&D分布情况来看（表4-4），企业是产业发展技术创新的主要拉动力。健康产业市场发展良好，日渐成熟，出现了一些注重技术创新的益生菌、食用菌、螺旋藻相关产品的新型企业，正在向着国际化、产业化、集团化及现代化迈进。

表4-4　企业、研发机构与高等学校R&D分布

部门	金额/亿元	占全部/%
企业	15233.7	77.4
研发机构	2691.7	13.7
高等学校	1457.9	7.4

四、我国微生物健康产业发展威胁

（一）国际竞争日趋激烈

目前，全球微生物健康经济发展很快，微生物健康产品新型企业的经营业绩远好于传统企业，前景十分看好，吸引了大型跨国集团投入。另外，国际贸易关税逐步降低，非关税壁垒日趋减少，快速推进了国际市场间的交流。再加上国际著名微生物健康产品企业正加速其产品、技术、资金、市场等向发展中国家的渗透，合资、独资企业不断涌现，市场的国际化成为必然。当前，我国微生物健康产业正处于由初期向成熟发展的过渡期，大量跨国企业针对东方文化和习俗差异，制定有针对性的市场拓展策略，大量产品进入我国市场，对于健康产业发展起步较晚的我国来说是一种冲击。再加上微生物健康产品属于保健品或零售业范畴，市场化程度高，买方议价能力较强，企业竞争会更加激烈。同时，国际上加大了对自主知识产权的保护力度，提高了技术壁垒，使得国内企业将面临更加激烈的国际竞争。

（二）产品研发需要创新

实现微生物健康产业良好发展，离不开技术创新。由于国外对微生物健康产品研发较早，积累了具有知识产权的菌株和产品开发技术，跨国企业的国际竞争力较强，产品研发的技术垄断优势已严重威胁了我国的微生物健康产业发展。目前，我国微生物健康产品总体尚处于产品研发、市场培育和发展阶段，产品特色优势不明显，创新能力不足，产品单一，趋于同质化，加剧了同类产品的市场竞争，致使企业效益低，整体发展缓慢。例如益生菌酸乳领域，国内常温酸乳企业有40~50家，包括伊利安慕希、蒙牛纯甄、光明莫斯利安、君乐宝开菲尔、皇氏摩拉菲尔、新希望里海和鲜花、卫岗弗瑞希、圣牧全程有机酸乳、银桥格瑞希有机酸乳等，市场竞争异常激烈。在婴幼儿乳粉领域，包括金领冠珍护、金领冠菁护、飞鹤臻爱倍护、圣元优强蜜蓓、蓝河姆阿普、贝特佳、宜品益臻、宜品欧能多启辉、美庐优培、欧比佳可唯安、惠氏贝睿思等产品，企业争分市场，竞争白热化。在食用菌方面，由于缺乏食用菌的高值化利用、深加工技术，初级产品太多，精深加工企业少，加大基础性和通用技术研究是迫在眉睫需要解决的大问题。另外，跨国企业还在不断增加研发方面的投入，通过研发功能差异化的特色微生物健康产品，较早的占领市场，这对我国微生物健康产业发展来说是一个挑战。

第三节　我国微生物健康产业发展建议

大健康产业已成为全球最大的新兴产业，全球的“财富第五波”。随着经济发展，伴随着微生物健康科普席卷全球热潮，消费者对微生物健康产品的需求日益增加，微生物健康产业在经济文化发达城市已初露头角。另外，从经济效益看，健康产品消费对整个国民经济发展的推动作用日益凸显，微生物健康产业在国民经济中所占的份额也稳步提高。我国微生物健康产业主要涉及食用菌、益生菌、微藻等领域，是国民经济的重要组成部分，肩负着消费者健康和促进经济发展的双重使命。我国微生物健康产业即将进入快速发展阶段，需要在政策、资金、科研投入、标准法规、监管体系等方面加强政府的规划和引导，建立健全多层次、多元化的微生物健康产业体系，加快科技创新，加强专业人才培养和队伍建设等方面促进其发展。

一、加大政策支持力度

微生物健康产业发展与战略作用的凸显离不开政府引导和相关支持。需要加大包括科研投入、法律法规制定以及产业配套政策等支持力度，促进产业发展。在科研方面，国家需要设立微生物健康产业重大专项，统一规划、统一部署，支撑产业发展；加强健康产业政策规划的顶层设计，强化微生物健康产业财政、金融政策支持，在食用菌产业政策方面，完善食用菌良种和农机补贴政策、龙头企业专项补贴政策、技术推广支持政策、产业风险补偿基金政策等，构建完善多元投融资体系，为健康产业发展提供保障。

二、建立微生物健康产业种质资源平台

针对微生物种质资源表型鉴定与深度挖掘的前瞻性、针对性、精准性不强等问题，国家应进行战略性部署，加大微生物资源挖掘力度，对微生物健康产业重要资源开展全面持续的调查和收集。结合细胞学、生物化学、形态学以及分子生物学优势，建立

食用菌、益生菌等微生物种质资源综合评价体系。以分子标记等技术为手段，高效筛选和评价微生物菌种、基因及代谢产物，获得在微生物健康产业具有应用前景的核心菌株、复合微生物体系、基因、酶及其他代谢产物，建立微生物健康产业种质资源平台，实现微生物资源储备、研究评价和开发利用的有机整合。

三、构建微生物健康产业研究技术体系

针对微生物菌种在保存过程中质量变化和活力降低等问题，开展微生物菌种保藏技术、方法和保护剂开发研究；针对微生物及其代谢产物作用功效不清楚、不明确，以及益生菌等微生物健康产品缺乏统一的评价标准等问题，开展微生物及代谢产物功效机理、功效评价技术以及评价体系研究；针对微生物及其代谢成分在产品应用中稳定性差等问题，开展微生物健康产品功效稳定性保护技术研究；针对微生物产品同质化现象，为满足不同消费者需求，进行健康产品的开发，特别是针对孕妇、老年人以及亚健康状态人群对微生物健康产品的特殊需求，加大膳食补充剂、营养强化食品、功能食品、特殊医学用途食品等微生物类产品的技术研究及设备开发，加强健康产品精深加工技术研发，研制剂型多元化、功能差异化的微生物健康产品，支撑微生物健康产业发展。

四、完善相关法律法规和标准体系

微生物健康产业在我国刚刚起步，作为新兴经济增长点，急需政府从宏观角度制定和修订促进微生物健康产业发展的相关法律、法规和标准。针对微生物资源收集、保藏和开放共享仍然缺乏实用、有效的制度保障，建议针对发明专利、生物安全等领域，研究出台微生物资源保藏和共享制度，避免微生物资源的流失和滥用，切实保障战略目标的实现。针对标准缺失问题，应进行顶层设计，规划制定包括微生物健康产品检测、功能评价、质量控制等标准。通过政府引导，促进微生物健康产业相关行业协会，协助政府制定相应的规范和标准，强化标准实施，规范市场运营，完善市场秩序，保证产品质量，促进微生物健康产业良性发展。

微生物健康产业是大健康产业的重要组成部分，在保障消费者健康，促进社会和经济发展中发挥着重要作用。目前，在健康中国战略实施背景下，我国微生物健康产业具备良好的经济基础，政策支持力度加大，企业自主创新能力日趋增强，拥有微生物资源、产品消费潜力巨大等优势，但目前我国微生物健康产业在研究体系构建、菌株选育、技术创新、市场竞争等方面均与发达国家存在一定差距，亟待需要加强微生物健康产业顶层设计和战略布局，加大政府支持度，建立微生物种质资源平台，构建微生物健康产业技术体系，完善法律法规和标准等措施，促进我国微生物健康产业转型升级和高质量发展。

五、加强科普教育建设

《“健康中国 2030”规划纲要》要求加强健康教育、塑造自主自律的健康行为，开展健康知识普及行动作为健康中国重大行动之一。健康知识和技能的缺乏是影响公众

接受微生物健康产品重要因素，加强对微生物健康产品的科普教育是促进微生物健康产业发展的重要举措。首先，微生物健康产品科普教育工作应上升至国家层面，由相关部门牵头进行顶层设计，明确发展目标、基本原则、重点任务及实施路径等，并制定发展规划和实施方案，并科学、有序、稳定推进。其次，国家需要出台相关政策，构建消费者、家庭、学校、企业、社会、政府等多方参与模式，形成有效联动科普教育机制，鼓励更多的人投入到微生物健康产品科普工作中。再者，针对目前我国食品科普教育人才稀缺现状，应鼓励相关高校开设或增设营养与健康、健康管理学等相关专业课程，加强有专业技能又有较高科普素养的复合型人才的培养。

参考文献

[1] Ashwini, A., Ramya, H. N., Ramkumar, C., et al. Reactive mechanism and the applications of bioactive prebiotics for human health: Review [J]. J Microbiol Methods, 2019, 159: 128-137.

[2] Jan, V. L. The specificity of the interaction with intestinal bacterial fermentation by prebiotics determines their physiological efficacy [J]. Nutrition Research Reviews, 2004, 17 (1): 89-98.

[3] Luo, J., Van, Y., Marina. Chronic Consumption of Short-Chain Fructooligosaccharides Does Not Affect Basal Hepatic Glucose Production or Insulin Resistance in Type 2 Diabetics [J]. Journal of Nutrition, 2000, 130 (6): 1572.

[4] Garcia, A. L., Otto, B., Reich, S. C., et al. Arabinoxylan consumption decreases postprandial serum glucose, serum insulin and plasma total ghrelin response in subjects with impaired glucose tolerance [J]. European Journal of Clinical Nutrition, 2006, 61 (3): 334-341.

[5] Daubioul, C. A., Horsmans, Y., Lambert, P., et al. Effects of oligofructose on glucose and lipid metabolism in patients with nonalcoholic steatohepatitis: results of a pilot study [J]. European Journal of Clinical Nutrition, 2005, 59 (5): 723-726.

[6] Mohanty, D., Misra, S., Mohapatra, S., et al. Prebiotics and synbiotics: Recent concepts in nutrition [J]. Food Bioscience, 2018 (26): 152-160.

[7] Stahl, U., Donalies, U. E. B., et al. Advances in Biochemical Engineering/Biotechnology Food Biotechnology Volume Ⅲ Probiotics, Prebiotics, and Synbiotics [J]. 2008, Chapter 97: 1-66.

[8] Sanchez, M., Darimont, C., Drapeau, V., et al. Effect of Lactobacillus rhamnosus CGMCC1. 3724 supplementation on weight loss and maintenance in obese men and women [J]. The British journal of nutrition, 2014.

[9] Malekzadeh, R., Eslamparast, T., Zamani, F., et al. Synbiotic supplementation in nonalcoholic fatty liver disease: a randomized, double-blind, placebo-controlled pilot study [J]. Am J Clin Nutr., 2014, 16 (1): e34897.

[10] Shunji, F., Katya, G., Tsuguhiko. A randomized controlled trial on the efficacy of synbiotic versus probiotic or prebiotic treatment to improve the quality of life in patients with ulcerative colitis [J]. Nutrition, 2009, 25 (5): 520-525.

[11] Dibner, J. J., Richards, J. D. Antibiotic growth promoters in agriculture: history and mode of action [J]. Poultry Science, 2005, 84 (4): 634-643.

[12] Gaggia, F., Mattarelli, P., Biavati, B. Probiotics and prebiotics in animal feeding for safe food production [J]. Int J Food Microbiol, 2010, Suppl 1 (141): S15-28.

[13] 梁冰，吴力克，房芳，等. 复合益生菌制剂纠正长航核潜艇艇员肠道菌群失调的效果 [J]. 解放军预防医学杂志，2003 (1): 19-22.

[14] 吴力克，梁冰，裴继云，等. 复合益生菌制剂对长航核潜艇员体液免疫功能的调节 [J]. 解放军预防医学杂志，2003 (5): 323-326.

[15] 陈合，王利红，蔡秋芳，等. 水苏糖对奶粉性质影响的研究 [J]. 食品科技，2010，35 (5): 255-257.

[16] 王利红，陈合，周喜幸，等. 水苏糖对酸乳增菌效果的研究 [J]. 食品工业科技，2010，31 (7): 177-179.

[17] 王宏生，周继平. 添加益生菌喂猪的效果 [J]. 饲料研究，1995 (3): 10-11.

[18] 李巧贤，韩菊英，魏道茵. NM_6 益生菌对肠道致病菌的生物拮抗和互利共生关系的研究 [J]. 内蒙古畜牧科学，1997 (3): 11-13.

[19] 袁杰利，文姝，康白，等. 三种益生菌对种鸡肠内环境及生产性能的影响 [J]. 中国微生态学杂志，1998 (2): 3-5.

[20] 王吉潭，李德发，龚利敏，等. 半乳甘露寡糖对肉鸡生产性能和免疫机能的影响 [J]. 中国畜牧杂志，2003 (2): 4-6.

[21] 马秋刚，胥传来，陈旭东，等. 果寡糖饲料添加剂对断奶仔猪生产性能的影响 [J]. 中国畜牧杂志，2004 (10): 55-57.

[22] 周映华，张石蕊. 甘露寡糖对肉鸡生产性能和肠道微生物以及免疫机能的影响 [J]. 湖南农业大学学报（自然科学版），2003，29 (3): 250-254.

[23] 王定发，赵晓明，王春芳，等. 不同来源甘露寡糖饲喂犊牛试验 [J]. 今日畜牧兽医，2006 (7): 5-6.

[24] 王雪，孙劲松，高昌鹏，等. 外源寡糖在动物生产中的应用研究概况 [J]. 黑龙江畜牧兽医，2019，19 (30): 30-33.

[25] 陈潇，王君. 我国食品用菌种安全性管理现状及国内外管理方式对比研究 [J]. 食品科学技术学报，2020，38 (1): 117-126.

[26] Xin-Xin K, Nan-Nan G. Progress of Production Technology and Application in Food on DHA Algal Oil [J]. Food and Fermentation Technology, 2015.

[27] Eline Ryckebosch, Charlotte Bruneel, Romina Termote-Verhalle, et al. Nutritional evaluation of microalgae oils rich in omega-3 long chain polyunsaturated fatty acids as an alternative for fish oil [J]. Food Chemistry, 2014, 160.

[28] 安华轩，杨丽萍. 云南保健食品产业科技发展同国内外的比较分析 [J]. 云南科技管理，2003 (4): 33-35.

[29] 李超，杨军，张敏，等. 入世后我国食用菌产业发展的优势与面临的挑战 [J]. 农业经济，2003 (12): 22-23.

[30] 马赛荣，王新明，崔艳，等. 益生菌产业的发展和趋势 [J]. 生物产业技

术，2019（3）：99-104.

［31］毛开云，陈大明，范月蕾，等．益生菌产业竞争态势分析研究［J］．竞争情报，2018，14（2）：30-34.

［32］HASHEMIPETROUDI S H，NEMATZADEH G，AHMADIAN G，et al. Expression analysis of salt stress related expressed sequence tags（ESTs）from Aeluropus littoralis by quantitative real-time PCR［J］. Biosci Biotech Res Comm，2016，9（3）：445-456.

［33］LEACHÉ A D，OAKS J R. The utility of single nucleotide polymorphism（SNP）data in phylogenetics［J］. Ann Rev Ecol Evol Syst，2017，48（1）：1-6.

［34］DOUILLARD F P，RIBBERA A，JÄRVINEN H M，et al. Comparative genomic and functional analysis of Lactobacillus casei and Lactobacillus rhamnosus strains marketed as probiotics［J］. Appl Environ Microbiol，2013，79（6）：1923-1933.

［35］陈源源．基于分子标识的工业微生物资源快捷分类与鉴定［D］．无锡：江南大学，2018.

［36］张晶，崔颂英，牛长满．分子标记技术在食用菌种质鉴定中的应用［J］．中国园艺文摘，2010（3）：45-46.

［37］杨捷琳，袁辰刚，窦同海，等．深度测序技术检测益生菌产品菌株组成及16S rDNA 序列［J］．食品科学，2013，34（20）：247-251.

［38］MERRIMAN B，ION TORRENT R&D Team，ROTHBERG JM. Progress in ion torrent semiconductor chip based sequencing［J］. Electrophoresis，2012，33（23）：3397-3417.

［39］Human Microbiome Project Consortium. Structure，function and diversity of the healthy human microbiome［J］. Nature，2012，486（7402）：207-214.

［40］LI Junhua，JIA Huijue，CAI Xianghang，et al. An integrated catalog of reference genes in the human gut microbiome［J］. Nat Biotechnol，2014，32（8）：834-841.

［41］孔维丽，袁瑞奇，孔维威，等．食用菌菌种保藏历史、现状及研究进展概述［J］．中国食用菌，2015，34（5）：1-5.

［42］冯云利，郭相，郃丽梅，等．食用菌种质资源菌种保藏方法研究进展［J］．食用菌，2014（4）：8-9，17.

［43］郭玲玲．微生物菌种保藏方法及关键技术［J］．微生物学杂志，2019，39（3）：105-108.

［44］曲微，范俊华，霍贵成．益生菌喷雾干燥技术的研究进展［J］．乳品加工，2008（4）：36-38.

［45］Navarta L G，Calvo J，Posetto P，et al. Postharvest Control of Gray Mold in Apples with Lyophilized Formulations of Cryptococcus laurentii：the Effect of Cold Stress in the Survival and Effectiveness of the Yeast［J］. Food and Bioprocess Technology，2014，7（10）：2962-2968.

［46］田文静，孙玉清，刘小飞．益生菌微胶囊技术及其在食品中的应用研究进展［J］．食品工业科技，2019，40（16）：354-362.

[47] ZHANG Yun, LIN Jun, ZHONG Qixin. The increased viability of probiotic *Lactobacillus salivarius*, NRRLB-30514 encapsulated in emulsions with multiple lipid-protein-pectin layers [J]. Food Research International, 2015, 71: 9-15.

[48] 张秀敏. 益生菌功能特性、技术难点及发展趋势——江南大学食品学院院长陈卫教授专访 [J]. 乳业科学与技术, 2012, 35 (4): 7-9.

[49] 张勇, 刘勇, 张和平, 等. 世界益生菌产品研究和发展趋势 [J]. 中国微生态学杂志, 2009, 21 (2): 185-192.

[50] REZZI S, RAMADAN Z, FAY LB, et al. Nutritional metabonomics: applications and perspectives [J]. J Proteome Res, 2007, 6 (2): 513-525.

[51] MA Gaoxing, YANG Wenjian, MARIGA A M, et al. Purification, characterization and antitumor activity of polysaccharides from Pleurotus eryngii residue [J]. Carbohydrate Polymers, 2014, 114: 297-305.

[52] 戴璐. 抗食源性致病菌益生菌的筛选及其抑菌活性评价（英文）[J]. 食品科学, 2018, 39 (24): 93-100.

[53] 郑恒光, 沈恒胜, 杨道富. 杏鲍菇菇头多糖的结构鉴定及生物活性评价 [J]. 食品科学, 2019, 40 (22): 7-13.

[54] YING Jun, WANG Jian, JI Huijuan, et al. Transcriptome analysis of phycocyanin inhibitory effects on SKOV-3 cell proliferation [J]. Gene, 2016, 585 (1): 58-64.

[55] CHEN Jun, WRIGHT K, DAVIS J M, et al. An expansion of rare lineage intestinal microbes characterizes rheumatoid arthritis [J]. Genome Medicine, 2016, 8 (43): 1-14.

[56] LIU Zhenguang, XING Jie, ZHENG Sisi, et al. Ganoderma lucidum polysaccharides encapsulated in liposome as an adjuvant to promote Th1-bias immune response [J]. Carbohydr Polym, 2016, 142: 141-148.

[57] KLEIN B C, WALTER C, LANGE H A, et al. Microalgae as natural sources for antioxidative compounds [J]. Journal of Applied Phycology, 2012, 24 (5): 1133-1139.

[58] 马艳芳. 螺旋藻肽的制备及其抗氧化性研究 [D]. 泰安: 山东农业大学, 2016.

[59] LINDSAY K, MAGUIRE O, SMITH T, et al. A randomized controlled trial of probiotics to reduce maternal glycaemia in obese pregnancy [J]. American Journal of Obstetrics & Gynecology, 2014, 210 (1): S342.

[60] 韦云路, 刘义, 王瑶, 等. 3 株益生菌体外降胆固醇能力及体内降血脂效果评价 [J]. 食品科学, 2017, 38 (23): 129-134.

[61] ZHAO Liping, ZHANG Feng, DING Xiaoying, et al. Gut bacteria selectively promoted by dietary fibers alleviate type 2 diabetes [J]. Science, 2018, 359 (6380): 1151-1156.

[62] 闫芬芬, 李娜, 李柏良, 等. 益生菌对Ⅱ型糖尿病影响的研究进展 [J]. 食品科学, 2019, 40 (21): 295-302.

[63] RABOT S, MEMBREZ M, BRUNEAU A, et al. Germ-free C57BL6J mice are resistant to high - fat - diet - induced insulin resistance and have altered cholesterol metabolism [J]. FASEB Journal Official Publication of the Federation of American Societies for Experimental Biology, 2010, 24 (12): 4948-4959.

[64] 马明. 人体肠道微生物组学与大健康产业 [J]. 科学, 2018, 70 (6): 23-28.

[65] 韩璐瑶. 益生菌的功能及其在功能食品中的应用 [J]. 现代食品, 2019 (12): 101-104.

[66] LIANG Mingtsai, LIANG Ruchien, HUANG Lirong, et al. Supercritical fluids as the desorbent for simulated moving bed-application to the concentration of triterpenoids from Taiwanofugus camphorate [J]. Journal of the Taiwan Institute of Chemical Engineers, 2014, 45: 1-8.

[67] 蔡铭, 陈思, 骆少磊, 等. 膜分离与醇沉技术纯化猴头菇粗多糖的比较 [J]. 食品科学, 2019, 40 (9): 83-90.

[68] ZHANG Min, WANG Fang, LIU Rui, et al. Effects of superfine grinding on physicochemical and antioxidant properties of Lycium barbarum polysaccharides [J]. LWT-Food Science and Technology, 2014, 58 (2): 594-601.

[69] HUGUES-AYALA A M, SARABIA A, GONZÁLEZ-RÍOS H, et al. Airbrush encapsulation of Lactobacillus rhamnosus GG in dry microbeads of alginate coated with regular buttermilk proteins [J]. LWT-Food Science and Technology, 2020, 117: 108639.

[70] WANG Lijun, YU Xiaomin, XU Hengyi, et al. Effect of skim milk coated inulin-alginate encapsulation beads on viability and gene expression of Lactobacillus plantarum during freeze-drying [J]. LWT-Food Science and Technology, 2016, 68: 8-13.

[71] 张语晨. 益生菌产品全球研发趋势概述 [J]. 食品安全导刊, 2019 (9): 47-49.

[72] 崔磊, 郭伟国. 乳酸菌产生的抑菌物质及其作用机制 [J]. 食品安全质量检测学报, 2018, 9 (11): 2578-2584.

[73] 高明燕, 刘建军, 刘爱玲, 等. 微生态制剂对蛋鸡生产性能及蛋品质的影响 [J]. 黑龙江畜牧兽医: 下半月, 2015 (12): 89-90.

[74] 高研, 张远龙, 陈宁, 等. 益生菌纳豆芽孢杆菌在动物饲料中的应用研究 [J]. 中国饲料添加剂, 2018 (3): 1-5.

[75] 张学峰, 周雪飞, 甄玉国, 等. 酵母培养物在反刍动物生产中的应用研究进展 [J]. 中国兽医学报, 2016 (36): 1989.

[76] 杨蕾, 王柏辉, 靳烨. 反刍动物瘤胃菌群与机体营养沉积研究进展 [J]. 黑龙江畜牧兽医, 2017 (8): 85-87.

[77] Van Boeckel T. P., J. Pires, R., Silvester, C., et al. Laxminarayan, Global trends in antimicrobial resistance in animals in low-and middle-income countries [J]. Science, 2019, 365 (6459).

[78] Nobre, C., Cerqueira, M. Â., Rodrigues, L. R., et al. Chapter 19-Production and Extraction of Polysaccharides and Oligosaccharides and Their Use as New Food Additives [J]. Industrial Biorefineries & White Biotechnology, 2015: 653-679.

[79] Behera, S. S., Panda, S. K. Ethnic and industrial probiotic foods and beverages: efficacy and acceptance [J]. Current Opinion in Food Science, 2020, 32: 29-36.

[80] Douillard, F. P., de Vos, W. M. Biotechnology of health-promoting bacteria [J]. Biotechnol Adv. 2019, 37 (6): 107369.

[81] Heather, J. M., Chain, B. The sequence of sequencers: The history of sequencing DNA, Genomics, 2016, 107 (1): 1-8.

[82] Wasfi, A., Awwad, F., Ayesh, A. I. Graphene-based nanopore approaches for DNA sequencing: A literature review [J]. Biosens Bioelectron, 2018, 119: 191-203.

[83] Jatuponwiphat, T., Namrak, T., Supataragul, A., et al. Comparative genome analysis reveals metabolic traits associated with probiotics properties in Lactobacillus reuteri KUB-AC5 [J]. Gene Reports, 2019, 17: 100536.

[84] Kapse, N. G., Engineer, A. S., Gowdaman, V., et al. Functional annotation of the genome unravels probiotic potential of *Bacillus coagulans* HS243 [J]. Genomics, 2019, 111 (4): 921-929.

[85] Fei, Y. T., Li, Z. Y., Liu, D. M., et al. Characterization of *Lactobacillus amylolyticus* L6 as potential probiotics based on genome sequence and corresponding phenotypes [J]. Lwt-Food Science & Technology, 2018, 90: 460-468.

[86] Pereira, J. Q., Ritter, A. C., Cibulski, S., et al. Functional genome annotation depicts probiotic properties of *Bacillus velezensis* FTC01 [J]. Gene, 2019, 713: 143971.

[87] Saroj, D. B., Gupta, A. K. Genome based safety assessment for *Bacillus coagulans* strain LBSC (DSM 17654) for probiotic application [J]. Int J Food Microbiol, 2020, 318: 108523.

[88] Terai, T., Kato, K., Ishikawa, E., et al. Safety assessment of the candidate oral probiotic Lactobacillus crispatus YIT 12319: Analysis of antibiotic resistance and virulence-associated genes [J]. Food and Chemical Toxicology, 2020: 111278.

[89] Zhang, F., Gao, J., Wang, B., et al. Whole-genome sequencing reveals the mechanisms for evolution of streptomycin resistance in *Lactobacillus plantarum* [J]. Journal of Dairy Science, 2018: 2867-2874.

[90] Arnold, J. W., Roach, J., Azcarate-Peril, M. A. Emerging Technologies for Gut Microbiome Research [J]. Trends Microbiol, 2016, 24 (11): 887-901.

[91] Ghimire, S., Roy, C., Wongkuna, S., et al. Identification of Clostridioides difficile-Inhibiting Gut Commensals Using Culturomics, Phenotyping, and Combinatorial Community Assembly [J]. mSystems, 2020, 5 (1): e00620-19.

[92] Leenay, R. T., Vento, J. M., Shah, M., et al. Genome editing with CRISPR-Cas9 in *Lactobacillus plantarum* revealed that editing outcomes can vary across strains and

between methods. Biotechnol. J，2019，14（3）：e1700583.

［93］Theilmann，M. C.，Goh，Y. J.，Nielsen，K. F.，et al. Lactobacillus acidophilus Metabolizes Dietary Plant Glucosides and Externalizes Their Bioactive Phytochemicals［J］. mBio，2017，8（6）：e01421-17.

［94］Goh，Y. J.，Lee，J. H.，Hutkins，R. W. Functional analysis of the fructooligosaccharide utilization operon in Lactobacillus paracasei 1195［J］. Appl Environ Microbiol，2007，73（18）：5716-5724.

［95］Barrangou，R. CRISPR - based engineering of next - generation lactic acid bacteria［J］. Current Opinion in Microbiology，2017，37：79-87.

［96］van Pijkeren，J. P.，Barrangou，R. Genome editing of food-grade lactobacilli to develop therapeutic probiotics［J］. Microbiol Spectr，2017，5（5）.

［97］Nm，M.，Am，M. Probiotic Supplements and Food Products：A Comparative Approach［J］. Biochemistry & Pharmacology：Open Access，2017，6（2）.

［98］Adibpour，N.，Hosseininezhad，M.，Pahlevanlo，A. Application of spore - forming probiotic Bacillus in the production of Nabat-A new functional sweetener［J］. Lwt，2019，113：108277.

［99］Cassani，L.，Gomez-Zavaglia，A.，Simal-Gandara，J. Technological strategies ensuring the safe arrival of beneficial microorganisms to the gut：From food processing and storage to their passage through the gastrointestinal tract［J］. Food Res Int，2020，129：108852.

［100］Yao，M.，Xie，J.，Du，H.，et al. Progress in microencapsulation of probiotics：A review，Comprehensive Reviews in Food Science and Food Safety［J］. 2020，19（2）：857-874.

［101］Holkem，A. T.，Raddatz，G. C.，Barin，J. S.，et al. Production of microcapsules containing Bifidobacterium BB-12 by emulsification/internal gelation［J］. LWT-Food Science and Technology，2017，76：216-221.

［102］Li，R.，Zhang，Y.，Polk，D. B.，et al. Preserving viability of Lactobacillus rhamnosus GG in vitro and in vivo by a new encapsulation system［J］. J Control Release，2016，230：79-87.

［103］Gonzalez - Ferrero，C.，Irache，J. M.，Gonzalez - Navarro，C. J. Soybean protein-based microparticles for oral delivery of probiotics with improved stability during storage and gut resistance［J］. Food Chem，2018，239：879-888.

［104］Zhao，M.，Wang，Y.，Huang，X.，et al. Ambient storage of microencapsulated Lactobacillus plantarum ST-III by complex coacervation of type-A gelatin and gum arabic［J］. Food Funct，2018，9（2）：1000-1008.

［105］吴军林，李曼莎，柏建玲，等．益生菌副干酪乳杆菌 R8 双层包埋工艺研究［J］. 食品工业科技，2019，40（5）：7-11.

［106］Fanny，M. B. A.，李晓东，杜玲玲，等．微胶囊化干酪乳杆菌和嗜酸乳杆

菌在冻干香蕉粉中的活力研究［J］. 中国食品学报，2017，17（9）：33-40.

［107］邹强，许卓，辇伟峰，等. 乳清蛋白在转谷氨酰胺酶作用下包埋益生菌的研究［J］. 食品工业科技，2012（6）：86-89.

［108］Okolie，C. L.，Mason，B.，Mohan，A.，et al. The comparative influence of novel extraction technologies on in vitro prebiotic－inducing chemical properties of fucoidan extracts from Ascophyllum nodosum［J］. Food Hydrocolloids，2019，90：462-471.

［109］Montañés，F.，Olano，A.，Reglero，G.，et al. Supercritical technology as an alternative to fractionate prebiotic galactooligosaccharides［J］. Separation and Purification Technology，2009，66（2）：383-389.

［110］Dwivedi，S.，Sahrawat，K.，Puppala，N.，et al. Plant prebiotics and human health：Biotechnology to breed prebiotic-rich nutritious food crops［J］. Electronic Journal of Biotechnology，2014，17（5）：238-245.

［111］Tavaniello，S.，Mucci，R.，Stadnicka，K.，et al. Effect of in ovo administration of different synbiotics on carcass and meat quality traits in broiler chickens［J］. Poult Sci，2019，98（1）：464-472.

［112］Sunil，S.，Usha，D.，Girish，H.，et al. Prebiotic and probiotic fortified milk in prevention of morbidities among children：community-based，randomized，double-blind，controlled trial［J］. PLoS One，2010，5（8）：e12164.

［113］Rayes，N.，Seehofer，D.，Hansen，S.，et al. Early enteral supply of lactobacillus and fiber versus selective bowel decontamination：A controlled trial in liver transplant recipients［J］. Transplantation，2002，74：123-127.

［114］Cazzola，M.，Pham-Thi，N.，Kerihuel，J. C.，et al. Efficacy of a synbiotic supplementation in the prevention of common winter diseases in children：a randomized，double－blind，placebo－controlled pilot study［J］. Therapeutic Advances in Respiratory Disease，2010，4（5）：271-278.

［115］Ooi，L. G.，Bhat，R.，Rosma，A.，et al. A synbiotic containing Lactobacillus acidophilus CHO-220 and inulin improves irregularity of red blood cells［J］. Journal of Dairy Science，2010，93（10）：4535-4544.

［116］Nakayama J.，Zhang H.，Lee Y. K. Asian gut microbiome［J］. Science Bulletin，2017，62（12）：816-817.

［117］Abbasi，J. Are Probiotics Money Down the Toilet? Or Worse［J］? JAMA，2019.

［118］Shakuntala Ghorai，Samudra Prosad Banik，Deepak Verma，et al. Fungal biotechnology in food and feed processing［J］. Food Research International. 2009，42：577-587.

［119］Carsten Gründemann，Jakob K. Reinhardt，et al. European medicinal mushrooms：Do they have potential for modern medicine? －An update［J］. Phytomedicine，2020，66：153131.

［120］ Himanshi Rathore，Shalinee Prasad，Mandira Kapri，et al. Medicinal importance of mushroom mycelium：Mechanisms and applications ［J］. Journal of Functional Foods，2019，56：182-193.

［121］ 刘启燕，戚俊，周洪英，等．食用菌液体菌种工厂化生产应用现状及发展浅析［J］. 食用菌，2018，40（6）：8-10，22.

［122］ 晁二昆，苏新尧，陈士林，等．药用植物活性成分的细胞工厂合成研究进展［J］. 中国现代中药，2019，21（11）：1464-1474．

［123］ 张金霞，赵永昌．食用菌种质资源学［M］. 北京：科学出版社，2016.

［124］ 郭圆达，赵卓．食用菌审定术语的原则及使用术语的规定［J］. 中国食用菌，2019，38（4）：72-74.

［125］ 张金霞，陈强，黄晨阳，等．食用菌产业发展历史、现状与趋势［J］. 菌物学报，2015，34（4）：524-540.

［126］ 贾身茂，王瑞霞．民国时期食用菌资源之调查研究进展述评（上）［J］. 食药用菌，2016，24（2）：126-132.

［127］ 贾身茂，王瑞霞．民国时期食用菌资源之调查研究进展述评（下）［J］. 食药用菌，2016，24（3）：197-202.

［128］ Jana Erjavec，Janko Kos，Maja Ravnikar，et al. Proteins of higher fungi-from forest to application ［J］. Trends in Biotechnology，2012，30（5）：259-273.

［129］ Xiaofei Xu，Huidan Yan，Jian Chen，et al. Bioactive proteins from mushrooms ［J］. Biotechnology Advances 2011，29：667-674.

［130］ Andrea C. Ruthes，Fhernanda R. Smiderle，Marcello Iacomini. Mushroom heteropoly-saccharides：A review on their sources，structure and biological effects ［J］. Carbohydrate Polymers. 2016，136：358-375.

［131］ Sassaki，G. L.，Rattmann，Y. D.，Santana-Filho，A. P.，et al. Galactofuranosyl glycosides：Immunomodulatory effects on macrophages and in vivo enhancement of lethality on sepsis ［J］. Chemico-Biological Interactions，2013，205（1），29-37.

［132］ Zhang，H.，Nie，S. P.，Yin，J. Y.，et al. Structuralcharacterization of a heterogalactan purified from fruiting bodies of Ganoderma atrum ［J］. Food Hydrocolloids，2014，36：339-347.

［133］ Luo，Q.，Sun，Q.，Wu，L.，et al.. Structural characterization of animmun-oregulatory polysaccharide from the fruiting bodies of Lepista sordida ［J］. Carbohydrate Polymers，2012，88（3）：820-824.

［134］ Ruthes，A. C.，Rattmann，Y. D.，Malquevicz-Paiva，S. M.，et al. Agaricus bisporus fucogalactan：Structuralcharacterization and pharmacological approaches ［J］. Carbo-hydrate Polymers，2013，92（1）：184-191.

［135］ Silveira，M. L. L.，Smiderle，F. R.，Agostini，F.，et al. Exopolysaccharide produced by Pleurotus sajor-caju：Its chemical structure and anti-inflammatory activity ［J］. International Journal of Biological Macromolecules，2015，75C：90-96.

［136］ Yang Mingyi，Tarun Belwal，Hari Prasad Devkota，et al. Trends of utilizing mushroom polysaccharides（MPs）as potent nutraceutical components in food and medicine：A comprehensive review［J］. Trends in Food Science & Technology. 2019，92：94-110.

［137］ Hesham A. El Enshasy，Rajni Hatti-Kaul. Mushroom immunomodulators：unique molecules with unlimited applications［J］. Trends in Biotechnology December. 2013，31（12）：668-677.

［138］ Mary Jo Feeney，Johanna Dwyer，Clare M. Hasler-Lewis，et al. 食用菌与人类健康（一）［J］. 食药用菌，2015，23（2）：82-85，101.

［139］ HS Shen，S Shao，JC Chen，et al. Antimicrobials from mushrooms for assuring food safety［J］. Comprehensive Reviews in Food Science and Food Safety. 2017，16（2）：316-329.

［140］ Noor Fazila Mohamed Yahayaa，Mohammad Azizur Rahmana，Noorlidah Abdullah. Therapeutic potential of mushrooms in preventing and ameliorating hypertension［J］. Trends in Food Science & Technology. 2014，39：104-115.

［141］ 唐巧娟，吴红燕，刘彩琴．食用菌抗氧化成分及抗氧化机制研究进展［J］. 广州化工，2017，45（20）：19-21.

［142］ 董娇，张琳，郃丽梅，等．我国食用菌菌种标准及栽培标准现状分析［J］. 中国食用菌 2019，38（11）：98-101.

［143］ 杨文建，王柳清，胡秋辉．我国食用菌加工新技术与产品创新发展现状［J］. 食品科学技术学报，2019，37（3）：15-18.

［144］ Irit Dvir，Dorit vam Moppes，Shoshana（Malis）Arad. Foodomics：To discover the health potential of microalgae-Science Direct［J］. Comprehensive Foodomics，2021：658-671.

［145］ Yasin Torres-Tiji，Francis J. Fields，Stephen P. Mayfield. Microalgae as a future food source. Biotechnology Advances. 2020，41：107536.

［146］ 高风正，葛保胜，向文洲，等．生物技术研究引领中国微藻产业发展的六十年：回顾与展望［J］. 中国科学（生命科学），2021，51（1）：26-39.

［147］ 秦松．中国藻类产业 30 年回顾（一）［M］. 北京：中国农业出版社，2017.

［148］ Jose Antonio Garrido-Cardenas，Francisco Manzano-Agugliaro，Francisco Gabriel Acien-Fernandez，et al. Microalgae research worldwide. Algal Research，2018，35（8）：50-60.

［149］ 单晓慧，王瑶，赵东升．微藻育种的研究进展［J］. 现代农业科技，2020，16：142-143，147.

［150］ M. A. Borowitzka，N. R. Moheimani. Open Pond Culture Systems［M］. Springer Netherlands，2013.

［151］ Lee YK. Microalgal Mass Culture Systems and Methods：Their Limitation and Potential［J］. Journal of Applied Phycology，2001，13（4）：307-315.

［152］ Ketheesan B，Nirmalakhandan N. Feasibility of Microalgal Cultivation in a Pilot-scale Airlift-Driven Raceway Reactor [J]. Bioresource Technology, 2012, 108: 196-202.

[153] Xu B, Li P, Waller P. Study of the flow mixing in a novel ARID raceway for algae production [J]. Renewable Energy, 2014, 62 (3): 249-257.

[154] Chisti Y. Biodiesel from Microalgae [J]. Biotechnology Advances, 2007, 25 (3): 294-306.

[155] S. C. Pierobon, X. Cheng, P. J. Graham, et al. Emerging microalgae technology: a review [J]. Royal Society of Chemistry, 2018, 13 (2): 13-38.

[156] Barbosa J, Janssen M, Ham N, et al. Microalgae cultivation in air-lift reactors: modeling biomass yield and growth rate as a function of mixing frequency [J]. Biotechnology & Bioengineering, 2003, 82 (2): 170-179.

[157] Apurav Krishna Koyande, Kit Wayne Chew, Krishnamoorthy Rambabu, et al. Microalgae: A potential alternative to health supplementation for humans [J]. Food Science and Human Wellness, 2019 (8): 16-24.

[158] 朱延雄，王春莉，王静. 国内外海洋能源微藻技术及产业分析 [J]. 资源节约与环保，2016 (2): 30-31.

[159] Doris Ying Ying Tang, Kuan Shiong Khoo, Kit Wayne Chew, et al. Potential utilization of bioproducts from microalgae for the quality enhancement of natural products [J]. Bioresource Technology. 2020, 304: 122997.

[160] 朱韶娟. 复合乳酸菌粉调节肠道菌群作用的研究 [J]. 现代食品科技，2011, 27 (12): 1451-1453.

[161] 尹彦洋，罗爱平，李施，等. 两种乳杆菌协同发酵牛骨粉促钙转化的工艺研究 [J]. 食品科学，2009, 30 (21): 178-183.

[162] 孙桂菊. 我国保健食品产业发展历程及管理政策概述 [J]. 食品科学技术学报，2018, 36 (2): 12-20.

[163] 杨红生. 微生物与细胞资源的保存与发掘利用 [J]. 中国科学院院刊，2019, 34 (12): 1379-1388.

[164] 苏雅迪. 食用菌产业发展历史、现状分析 [J]. 农村经济与科技，2018, 29 (10): 140.

[165] 刘敏. ZK 保健品公司营销策略优化研究 [D]. 扬州：扬州大学，2019.

[166] 陆杰华，刘芹. 从理念到实践：国际应对人口老龄化的经验与启示 [J]. 中国党政干部论坛，2020 (1): 90-93.

[167] 李旭辉. 我国生命健康产业发展的条件与基础 [J]. 产业创新研究，2019 (3): 11-13, 30.

[168] 施慧琳，苏燕，徐萍. 从专利角度分析全球益生菌研发态势 [J]. 科学观察，2020, 15 (1): 1-9.

[169] 石也连. 我国健康产业发展对策研究 [D]. 合肥：合肥工业大学，2016.

[170] 王姣，杨文静，叶丹. 我国健康产业发展态势分析和宏观对策研究 [J]. 环境与健康杂志，2017, 34 (12): 1057-1061.

［171］王婷婷，徐阳洋．关于健康产业中的互联网金融运行研究［J］．新金融，2016，38（2）：37-42.

［172］张昕然．深圳市健康产业发展对策研究［D］．哈尔滨：哈尔滨工业大学，2015.

［173］张俊飚，李鹏．我国食用菌新兴产业发展的战略思考与对策建议［J］．华中农业大学学报（社会科学版），2014（5）：1-7.

［174］孔祥会，姚方杰，王鹏．食用菌种质资源评价方法及在品种选育上的应用实践［J］．中国食用菌，2019，38（12）：8-10.

［175］罗游，田霄飞，王露，等．分子标记技术及其在益生菌分类中的应用［J］．中国酿造，2017，36（11）：1-6.

［176］冯媛媛，乔琳，姚宏明，等．益生菌安全性和有效性评价方法的研究进展［J］．中国畜牧兽医，2017，44（7）：2022-2032.

［177］施芳芳．我国健康产业发展的对策研究——基于SD模型的构建［D］．保定：河北大学，2017.

［178］陈青．食用菌产业发展趋势和研发方向的探讨［J］．华中农业大学学报（社会科学版），2014（5）：1-7.